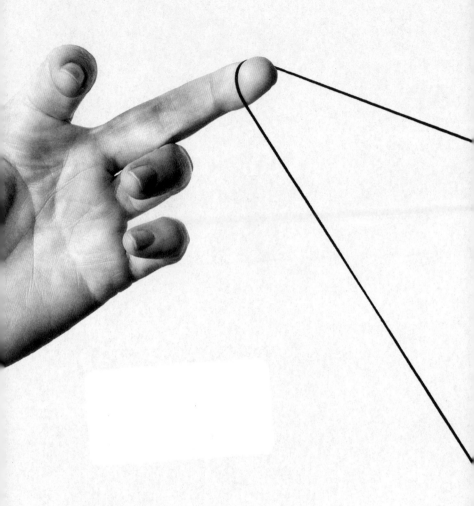

**TRADUÇÃO
BRENO LONGHI**

**REVISÃO TÉCNICA
LEOPOLDO FULGENCIO**

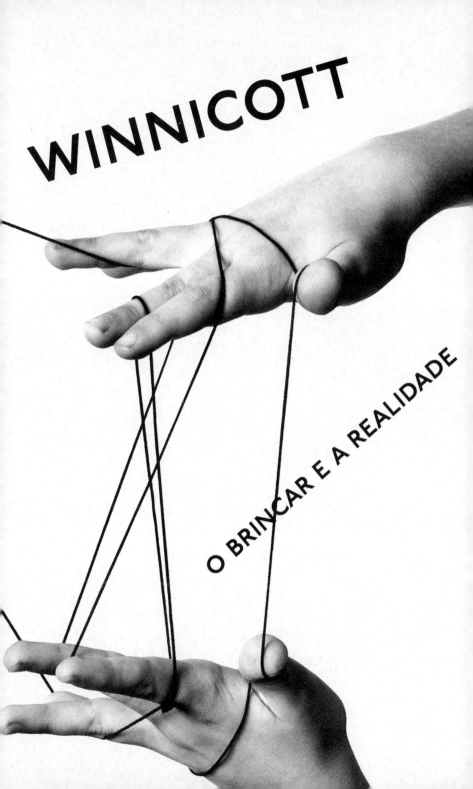

8	Agradecimentos
9	Introdução
13	1. Objetos transicionais e fenômenos transicionais
52	2. Sonho, fantasia e vida
69	3. O brincar: proposição teórica
91	4. O brincar: atividade criativa e a busca do self
108	5. A criatividade e suas origens
141	6. O uso de um objeto e a relação por meio de identificações
154	7. A localização da experiência cultural
167	8. O lugar em que vivemos
177	9. O papel de espelho da mãe e da família no desenvolvimento infantil
189	10. O inter-relacionamento independente do impulso instintivo baseado nas identificações cruzadas
219	11. Conceitos atuais do desenvolvimento adolescente e suas implicações para a educação em nível superior
239	Apêndice
240	Referências bibliográficas
247	Índice remissivo
252	Sobre o autor

Aos meus pacientes, que pagaram para me ensinar.

AGRADECIMENTOS

Gostaria de agradecer à sra. Joyce Coles pela ajuda na preparação do manuscrito.

Também devo muito a Masud Khan pelas críticas construtivas a meus escritos e por sempre estar (pelo que me parece) disponível quando preciso de uma sugestão prática.

A dedicatória já expressa minha gratidão a meus pacientes.

Pela permissão de reproduzir material já publicado antes, agradeço aos editores da *Child Psychology and Psychiatry*, da *Forum*, do *International Journal of Psycho-Analysis*, da *Pediatrics*, da *International Library of Psycho-Analysis*, ao dr. Peter Lomas e à Hogarth Press de Londres.

INTRODUÇÃO

Este livro é um desdobramento do meu artigo "Objetos transicionais e fenômenos transicionais" (1951). Em primeiro lugar, gostaria de expor novamente as hipóteses básicas, mesmo que isso represente uma redundância. Em seguida, quero introduzir os avanços mais recentes ocorridos em meu próprio pensamento e em minha avaliação do material clínico. Observando em retrospecto, fico impressionado com o modo como esse campo de conceitualização foi negligenciado ao longo da última década no debate psicanalítico que ocorre tanto entre analistas como na literatura. Essa área do desenvolvimento individual e da experiência parece ter sido negligenciada, enquanto a atenção se concentrava na realidade psíquica, que é pessoal e interna, assim como em sua relação com a realidade externa e compartilhada. A experiência cultural não encontrou seu verdadeiro espaço na teoria utilizada pelos analistas em seu trabalho e seu pensamento.

Obviamente, é possível perceber que essa área – que pode ser entendida como intermediária – encontrou reconhecimento nas obras de filósofos. Na teologia, ela ganha forma especial na eterna controvérsia acerca da transubstanciação e aparece com força total nas obras dos poetas metafísicos (Donne, entre outros). Minha abordagem deriva do meu estudo com bebês e crianças e, para compreender o espaço desses fenômenos na vida infantil, é preciso reconhecer a posição central do Ursinho Pooh, além de uma alegre referência aos quadrinhos do *Snoopy*, de Schulz. Um fenômeno universal, como o que analiso neste livro, não pode estar fora do alcance daqueles cuja principal preocupação é a magia da vida imaginativa e criadora.

Coube a mim ser um psicanalista que, talvez por ter sido também pediatra, percebe a importância desse fator universal

INTRODUÇÃO

na vida de bebês[1] e crianças e, portanto, deseja integrar essa observação à teoria de que estamos o tempo todo em processo de desenvolvimento.

A essa altura, creio que todos reconhecem que não me refiro nesta parte da minha obra aos panos ou aos ursinhos usados pelo bebê – não me refiro, portanto, ao objeto utilizado, mas ao uso que se faz dele. Chamo a atenção para o *paradoxo* envolvido no modo como os bebês utilizam o que chamei de objeto transicional. Minha contribuição é pedir ao leitor que aceite, tolere e respeite esse paradoxo, em vez de resolvê-lo. Se recorrermos a uma reflexão puramente intelectual, será possível resolvê-lo, mas isso acarretaria a perda do valor do próprio paradoxo.

Uma vez aceito e tolerado, esse paradoxo é valioso para qualquer indivíduo humano que não apenas existe e vive neste mundo, mas que pode ser infinitamente enriquecido ao explorar sua conexão cultural com o passado e com o futuro. É da extensão desse tema básico que me ocupo neste livro.

Enquanto escrevia este livro sobre os fenômenos transicionais, percebi que, em muitos momentos, relutava em dar exemplos. Minha relutância se deve à mesma razão que expus em meu artigo original: a ideia de que exemplos podem demarcar espécimes e dar início a um processo antinatural e arbitrário de classificação, ao passo que essa coisa a que me refiro é universal e dotada de variedade infinita. De fato, trata-se de algo similar à

---

1 *Infant*, no original. A palavra *infant*, em inglês, é usada na linguagem corrente como sinônimo de bebê, ou criança menor de dois anos de idade, antes de falar e andar. Nesta tradução mantivemos a distinção que o autor faz entre *newborn* (recém-nascido), *infant/baby* (bebê) e *toddler* (criança pequena ou de colo). [N.E.]

descrição do rosto humano, quando tentamos fazê-la com base em seu formato, nos olhos, no nariz, na boca e nas orelhas, ainda que não existam dois rostos idênticos e pouquíssimos realmente parecidos. Dois rostos podem até ser similares quando estão em repouso, mas basta um movimento para se tornarem diferentes. Entretanto, apesar da minha relutância, não pretendo negligenciar por completo esse tipo de contribuição.

Tendo em vista que esses temas pertencem aos estágios iniciais do desenvolvimento de todo ser humano, existe um amplo campo clínico a ser explorado. Um bom exemplo seria o estudo feito por Olive Stevenson (1954), realizado quando ela estudava cuidados infantis na London School of Economics. Soube por meio do dr. Bastiaans que, na Holanda, tornou-se prática rotineira entre os estudantes de medicina incluir um levantamento sobre objetos transicionais e fenômenos transicionais quando perguntam aos pais sobre o histórico dos casos pediátricos de seus filhos. Os fatos podem ensinar.

Naturalmente, os fatos registrados precisam ser interpretados e, para que as informações recebidas e as observações feitas em contato direto com o comportamento do bebê sejam plenamente utilizadas, elas devem ser relacionadas às teorias. Desse modo, os mesmos fatos podem ter certo significado para um observador e um significado diferente para outro. Ainda assim, estamos diante de um campo promissor para a observação direta e a investigação indireta, e de tempos em tempos um estudante será levado pelos resultados de suas investigações nesse campo restrito a reconhecer a complexidade e a importância dos estágios iniciais das relações de objeto e da formação de símbolos.

Sei da existência de uma pesquisa formal sobre esses temas e gostaria de convidar o leitor a ficar atento às publicações com temática similar. A professora Renata Gaddini, em Roma, está envolvida em um estudo complexo sobre os fenômenos transicionais, utilizando três grupos sociais distintos, e já começou a formular ideias com base em suas observações. Aprecio o uso que essa professora faz da ideia de precursores, pois ela acrescentou a esse tema geral os atos mais primitivos, como chupar o punho, os dedos e a língua, além de toda a complexidade que envolve o uso de bonecos e de chupetas. Ela também inclui o ato de balançar – tanto o movimento ritmado do corpo da criança como o balanço típico dos berços e do colo. Puxar o cabelo também é um fenômeno relacionado.

Outra tentativa de lidar com a ideia de objeto transicional foi feita por Joseph C. Solomon, de San Francisco, cujo artigo "Fixed Idea as an Internalized Transitional Object" [Ideia fixa como objeto transicional internalizado] (1962) introduz um novo conceito. Não sei até que ponto concordo com o dr. Solomon, mas o importante é que, com a teoria dos fenômenos transicionais em mãos, muitos problemas antigos podem ser analisados de um novo ponto de vista.

Neste livro, minhas contribuições devem ser vistas à luz do fato de que não estou mais em posição de realizar observações clínicas diretas de bebês, que, com efeito, são a base de tudo o que utilizei para construir minha teoria. Entretanto, continuo em contato com as descrições que pais conseguem fazer de suas experiências com os filhos, desde que saibamos como dar a eles a oportunidade de se lembrar a seu próprio modo e tempo. Além disso, estou em contato com os relatos de crianças a respeito dos objetos e das técnicas que elas consideram importantes.

1

**OBJETOS TRANSICIONAIS
E FENÔMENOS TRANSICIONAIS**

Neste capítulo apresento a hipótese original conforme a formulação de 1951, seguida de dois exemplos clínicos.

I. HIPÓTESE ORIGINAL[1]

É de conhecimento geral que, logo após o nascimento, bebês tendem a utilizar o punho e os dedos para estimular a zona erógena oral, tanto para satisfazer os instintos dessa zona como em união tranquila. Sabe-se também que, após alguns meses, bebês de ambos os sexos passam a gostar de brincar com bonecas e que a maioria das mães deixa que eles tenham um objeto especial, tolerando que se tornem, por assim dizer, viciados nesses objetos.

---

1 Publicado em *International Journal of Psycho-Analysis* (v. 34, parte 2, 1953) e em D. W. Winnicott, *Collected Papers: Through Paediatrics to Psycho-Analysis* (Londres: Tavistock Publications, 1958a).

I. OBJETOS TRANSICIONAIS E FENÔMENOS TRANSICIONAIS

Existe uma correlação entre esses dois conjuntos de fenômenos que são separados por um intervalo de tempo. Estudar como o primeiro se transforma no segundo pode ser proveitoso e permite o uso de um material clínico relevante que tem sido negligenciado.

A primeira posse

Pessoas que estão em contato constante com os interesses e os problemas das mães já estão cientes dos riquíssimos padrões comumente demonstrados pelos bebês no modo como utilizam sua primeira posse "não eu". Uma vez exibidos, esses padrões podem ser alvo de observação direta.

Pode haver uma ampla variação na sequência de eventos que se iniciam com a atividade do recém-nascido de levar o punho à boca e que acaba resultando no apego a um ursinho, uma boneca ou um brinquedo macio ou duro.

Claramente, algo mais importante do que a excitação e a satisfação oral está em jogo, embora essas talvez sejam as bases de todo o resto. Muitas outras coisas igualmente importantes podem ser estudadas, entre as quais:

1 a natureza do objeto;
2 a capacidade do bebê de reconhecer o objeto como "não eu";
3 o local do objeto – fora, dentro, no limite;
4 a capacidade do bebê de criar, imaginar, inventar, produzir um objeto;
5 o início de um tipo afetivo de relação de objeto.

Introduzi os termos "objetos transicionais" e "fenômenos transicionais" para designar a área intermediária de experiência entre o polegar e o ursinho, entre o erotismo oral e a verdadeira relação de objeto, entre a atividade criativa primária e a projeção daquilo que já foi introjetado, entre o desconhecimento inicial da dívida e o reconhecimento da dívida ("Diga: 'Bigadu'").

Segundo essa definição, tanto o balbucio do bebê como a maneira pela qual uma criança mais velha percorre um repertório de canções e melodias enquanto se prepara para dormir fazem parte – como fenômenos transicionais – dessa área intermediária, assim como o uso de objetos que não fazem parte do corpo do bebê, mas ainda não são totalmente reconhecidos como pertencentes à realidade externa.

Inadequação da definição comum de natureza humana

É de conhecimento geral que, no que tange aos relacionamentos interpessoais, a definição de natureza humana não é boa o bastante, mesmo se nos permitirmos uma elaboração imaginativa da função e da totalidade da fantasia, tanto em nível consciente como inconsciente, incluindo o inconsciente reprimido. Há outro modo de descrever as pessoas surgido a partir das pesquisas realizadas nas últimas duas décadas. A respeito de cada indivíduo que atingiu o estágio de unidade dotada de uma membrana limitadora e da noção de dentro e fora, é possível afirmar que existe para ele uma *realidade interna*, um mundo interior que pode ser rico ou pobre, que pode estar em paz ou em estado de guerra. Isso ajuda, mas será suficiente?

Defendo que, se existe a necessidade dessa definição dupla, uma definição tripla também se faz necessária: a terceira parte da vida de um ser humano, a parte que não podemos ignorar, é uma área intermediária de *experimentação*, constituída pela realidade interior e pela vida exterior. Trata-se de uma área que não é posta à prova, já que nada se afirma a seu respeito, a não ser que ela deve existir como local de repouso para o indivíduo engajado na infindável tarefa humana de manter as realidades interna e externa separadas, mesmo que inter-relacionadas.

Costuma-se mencionar o "teste de realidade", bem como estabelecer uma distinção clara entre a apercepção e a percepção. Busco aqui afirmar a existência de um estado intermediário entre a incapacidade e a crescente capacidade do bebê de reconhecer e aceitar a realidade. Dedico-me, dessa forma, ao estudo da substância da *ilusão*, que é permitida ao bebê, que na vida adulta é inerente à arte e à religião, mas que, não obstante, se torna a marca da loucura quando o adulto força demais a credulidade alheia, obrigando as demais pessoas a participar de uma ilusão que não é a delas. Podemos demonstrar respeito pela *experiência ilusória* e, se assim desejarmos, nos reunir e formar grupos baseados na similaridade de nossas experiências ilusórias. Essa é uma raiz natural da formação dos grupos de seres humanos.

Espero ter deixado claro que não me refiro exatamente ao ursinho da criança pequena ou ao primeiro uso que o bebê faz do punho (ou dos dedos). Não pretendo estudar especificamente o primeiro objeto das relações de objeto. Estou interessado na primeira posse, assim como na área intermediária entre o subjetivo e aquilo que é objetivamente percebido.

O desenvolvimento de um padrão pessoal

Na literatura psicanalítica existem incontáveis referências à passagem da "mão na boca" para a "mão no genital", mas o mesmo não pode ser dito a respeito da passagem para o manuseio de objetos verdadeiramente "não eu". Em determinado estágio do desenvolvimento surge a tendência, por parte do bebê, de incluir objetos "diferentes de mim" em seu padrão pessoal. Até certo ponto, esses objetos representam o seio, mas esse não é o ponto em especial que está em discussão.

No caso de alguns bebês, o polegar é levado à boca, enquanto os outros dedos acariciam o rosto por meio de movimentos de pronação e de supinação do antebraço. A boca, por sua vez, está ativa em relação ao polegar, mas não em relação aos outros dedos. Os dedos que acariciam o lábio superior, ou alguma outra parte do rosto, podem ser ou se tornar mais importantes que o polegar em contato com a boca. Além disso, essa carícia pode ocorrer de modo independente, sem a união direta entre polegar e boca.

Em condições comuns, uma das seguintes situações pode ocorrer, tornando mais complexas as experiências autoeróticas como chupar o dedo:

I   com a outra mão, o bebê pega um objeto externo, como parte do lençol ou do cobertor, e o leva até a boca com os dedos; ou
II de alguma maneira, o pedaço de tecido é segurado e chupado, ou nem chega a ser chupado; entre os objetos naturalmente utilizados encontram-se babadores e (mais tarde) lenços, e isso depende do que está mais facilmente à disposição; ou
III o bebê começa desde os primeiros meses a puxar fiapos de lã e a juntá-los para utilizar no momento da carícia; em casos menos comuns, a lã é engolida, podendo até causar problemas; ou
IV movimentos labiais ocorrem, acompanhados por sons de mam-mam, balbucios, sons anais, as primeiras notas musicais, e assim por diante.

Pode-se supor que o pensamento, ou a fantasia, se conecta com essas experiências funcionais.

I. OBJETOS TRANSICIONAIS E FENÔMENOS TRANSICIONAIS

Refiro-me a todas essas coisas como *fenômenos transicionais*. Entre tudo isso (se observarmos um bebê qualquer), também pode surgir alguma coisa ou algum fenômeno – talvez um punhado de lã, a ponta de um lençol ou de um edredom, uma palavra, uma melodia ou um maneirismo – que ganha importância vital para o bebê, que o utiliza na hora de dormir como defesa contra a ansiedade, especialmente a ansiedade de tipo depressivo. É possível que um objeto macio, ou outro tipo de objeto, tenha sido encontrado e usado pelo bebê, tornando-se então o que chamo de *objeto transicional*. Esse objeto passa a ser importante. Os pais reconhecem seu valor e o levam consigo quando vão viajar. A mãe permite que ele fique sujo e até fedido, sabendo que, ao colocá-lo para lavar, causa uma ruptura na continuidade da experiência do bebê, uma ruptura que pode destruir o significado e o valor do objeto para ele.

A meu ver, o padrão dos fenômenos transicionais se revela quando o bebê tem entre quatro e seis meses até oito a doze meses. Deixo propositalmente espaço para ampla variação.

Os padrões estabelecidos nos primeiros meses podem persistir ao longo de toda a infância, de modo que o objeto macio original continua a ser absolutamente necessário na hora de ir para a cama ou nos momentos de solidão, quando sensações depressivas ameaçam a criança. Em condições saudáveis, entretanto, ocorre uma extensão gradual do campo de interesse do bebê e, futuramente, esse campo estendido se mantém, mesmo diante da ansiedade depressiva. A necessidade de um objeto ou de um padrão de comportamento específico surgida no início da vida pode reaparecer mais adiante, sob a ameaça da deprivação.

Essa primeira posse é utilizada com técnicas especiais desenvolvidas desde a primeira infância, que podem incluir atividades autoeróticas mais diretas ou existir de maneira independente. Gradualmente, ao longo da vida do bebê são adquiridos ursinhos, bonecas e brinquedos rígidos. Até certo ponto, meninos tendem a utilizar objetos rígidos, ao passo que meninas tendem a saltar direto para a aquisição de uma família. Contudo, é importante destacar que *não há diferença perceptível no modo como meninos e meninas utilizam sua posse "não eu" original*, que chamo aqui de objeto transicional.

À medida que o bebê começa a utilizar sons organizados ("mã", "pa", "da"), uma "palavra" pode passar a designar o objeto transicional. Com frequência, o nome que ele dá a esses primeiros objetos tem importância e geralmente incorpora em parte uma palavra usada pelos adultos. Por exemplo, o nome pode ser "baa", e o "b" pode ter origem no uso que os adultos fazem da palavra "bebê".

Devo mencionar que, em alguns casos, não existe objeto transicional além da própria mãe, ou, então, o bebê é tão perturbado durante seu desenvolvimento emocional que o estado de transição não pode ser desfrutado, ou, ainda, a sequência de objetos é interrompida. Mesmo assim, essa sequência pode ser mantida de maneira oculta.

Resumo das qualidades especiais no relacionamento

1 O bebê supõe ter direitos sobre o objeto e concordamos com essa suposição. No entanto, a anulação de parte dessa onipotência é um recurso presente desde o início.
2 O objeto é afagado com afeto, como também é animadamente amado e mutilado.
3 Ele jamais deve ser trocado, a menos que isso seja feito pelo bebê.

4   Ele deve sobreviver ao amor instintivo, assim como ao ódio e, caso esteja presente, à pura agressividade.
5   Ainda assim, o bebê deve entender que o objeto transmite calor, se move, tem textura ou faz algo que demonstra vitalidade ou realidade própria.
6   De nosso ponto de vista, o objeto vem de fora, mas não do ponto de vista do bebê. Entretanto, ele também não vem de dentro; não se trata de uma alucinação.
7   Ao longo dos anos, o destino do objeto é sofrer um desinvestimento gradual, não sendo necessariamente esquecido, mas relegado ao limbo. Com isso quero dizer que, em condições saudáveis, o objeto transicional não "vai para dentro" nem o sentimento em relação a esse objeto é necessariamente reprimido. Ele não é esquecido, mas sua ausência também não é lamentada. O objeto perde sentido, já que os fenômenos transicionais se tornam difusos, ficam espalhados por todo o território intermediário entre a "realidade psíquica interna" e "o mundo externo conforme percebido por duas pessoas em comum", ou seja, ficam espalhados por todo o campo cultural.

Nesse ponto, o tema do meu estudo se amplia e passa a incluir o jogo, a capacidade de criação e apreciação artística, o sentimento religioso, o sonho, mas também o fetichismo, a mentira e o roubo, a origem e a perda do sentimento afetuoso, a dependência química, o talismã dos rituais obsessivos etc.

Relação entre o objeto transicional e o simbolismo

É verdade que a ponta do cobertor (ou algo equivalente) simboliza um objeto parcial, como o seio. Ainda assim, o que importa não é tanto seu valor simbólico, mas sua concretude. O fato de não ser o seio (ou a mãe), ainda que seja real, é tão importante quanto o fato de representar o seio (ou a mãe).

Quando o simbolismo é empregado, o bebê já consegue distinguir claramente fantasia e fato, objetos internos e externos, criatividade primária e percepção. Mas, de acordo com minha hipótese, o termo "objeto transicional" abre espaço para o processo de aceitação da diferença e da similaridade. Creio que seja necessário cunhar um termo para designar a origem temporal do simbolismo, um termo que descreva a jornada feita pelo bebê do puramente subjetivo ao objetivo; e me parece que o objeto transicional (ponta do cobertor etc.) é a parcela visível dessa jornada de progresso em direção à experiência.

É possível compreender o objeto transicional sem entender por completo a natureza do simbolismo. Ao que parece, esse simbolismo só pode ser corretamente estudado diante do processo de desenvolvimento do indivíduo e tem, no melhor dos casos, significado variável. Por exemplo, se pensamos na hóstia, que simboliza o corpo de Cristo na Sagrada Eucaristia, acredito que tenho razão ao dizer que para a comunidade católica romana ela é o corpo de Cristo, ao passo que para a comunidade protestante ela é um *substituto*, uma forma de recordar, não se tratando, de fato, do próprio corpo. Ainda assim, em ambos os casos trata-se de um símbolo.

Descrição clínica do objeto transicional

Qualquer pessoa que esteja em contato com pais e filhos tem à sua disposição uma quantidade e uma variedade infinitas de material clínico ilustrativo. Os exemplos a seguir servem ape-

I. OBJETOS TRANSICIONAIS E FENÔMENOS TRANSICIONAIS

nas para relembrar aos leitores situações similares em suas próprias experiências.

Dois irmãos: contrastando o uso inicial das posses

> DISTORÇÃO NO USO DO OBJETO TRANSICIONAL. X, que atualmente é um homem saudável, enfrentou dificuldades para chegar à maturidade. Sua mãe "aprendeu a ser mãe" enquanto cuidava dele, ainda bebê, e em decorrência desse aprendizado foi capaz de evitar determinados erros com os outros filhos. Além disso, fatores externos deixavam-na ansiosa enquanto cuidava praticamente sozinha de X, logo depois do parto. Ela encarava o papel de mãe com muita seriedade e o amamentou durante sete meses. Acreditava que isso foi tempo demais e que X teve muita dificuldade para desmamar. Ele nunca chupou o polegar ou os dedos e, quando ela o desmamou, "ele não tinha nada em que se apoiar". X nunca usou mamadeira, nem chupeta, e foi alimentado exclusivamente com leite materno. Ele *se apegou à mãe, como pessoa*, de maneira intensa desde o princípio, e era dessa pessoa que ele precisava.
>
> Aos doze meses, X adotou um coelho de pelúcia, que podia acariciar, e seu olhar afetuoso para com o coelhinho logo se transferiu para coelhos de verdade. Um dos coelhos viveu até X ter cinco ou seis anos e poderia ser descrito como um *confortador*, embora jamais tenha adquirido as qualidades reais de um objeto transicional. Em nenhum momento ele se tornou mais importante que a mãe, como teria ocorrido com um objeto transicional, uma parte quase inseparável do bebê. No caso desse menino, os tipos de ansiedade causados pelo desmame aos sete meses viriam a resultar em uma asma, lentamente superada por ele. X considerava importante encontrar um

emprego em um lugar distante de sua cidade natal. Ele ainda é bastante apegado à mãe, embora se encaixe em uma definição ampla de "normal" ou "saudável". X não é casado.

USO TÍPICO DO OBJETO TRANSICIONAL. O irmão mais novo de X, Y, se desenvolveu de maneira bastante direta. Atualmente, ele tem três filhos. Y foi amamentado por quatro meses e desmamou sem dificuldades. Nas primeiras semanas, chupou o polegar e isso "fez o desmame ser mais fácil para ele do que para o irmão mais velho". Pouco tempo depois, aos cinco ou seis meses, ele adotou a ponta do cobertor, onde a costura termina. Y ficava contente sempre que uma pontinha da lã escapava pelo canto e ele a usava para fazer cócegas no nariz. Desde o princípio isso se tornou o seu "Baa"; ele mesmo inventou essa palavra assim que conseguiu organizar os primeiros sons. Quando tinha cerca de um ano, Y conseguiu substituir a ponta do cobertor por um agasalho macio verde com um laço vermelho. O objeto não era um "confortador", como no caso de seu depressivo irmão mais velho, mas um "tranquilizador". Era uma espécie de sedativo que sempre funcionava. Esse é um exemplo típico do que estou chamando de *objeto transicional*. Quando Y era pequeno, sempre que alguém lhe dava seu "Baa", ele começava imediatamente a chupá-lo, a ansiedade passava e ele ia para a cama em poucos minutos, se já estivesse perto da hora de dormir. Ao mesmo tempo, não deixou de chupar o polegar e o fez até seus três ou quatro anos de idade. Ele se lembra de chupar o dedo e de ter ficado com um calombo nele, como resultado. Agora, como pai, Y se interessa pelo hábito que os filhos têm de chupar o dedo e pelo uso que fazem de seus "Baas".

23

I. OBJETOS TRANSICIONAIS E FENÔMENOS TRANSICIONAIS

O histórico de sete crianças comuns dessa mesma família revela os seguintes dados, organizados para comparação na tabela abaixo.

		DEDO	OBJETO TRANSICIONAL		TIPO DE CRIANÇA
X	MENINO	O	MÃE	COELHO (CONFORTADOR)	FIXADO NA MÃE
Y	MENINO	+	"BAA"	AGASALHO (TRANQUILIZADOR)	LIVRE
GÊMEOS	MENINA	O	CHUPETA	BURRINHO (AMIGO)	MATURIDADE TARDIA
	MENINO	O	"EE"	EE (PROTETOR)	PSICOPATIA LATENTE
FILHOS DE Y	MENINA	O	"BAA"	COBERTOR (REASSEGURADOR)	BOM DESENVOLVIMENTO
	MENINA	+	DEDO	POLEGAR (SATISFAÇÃO)	BOM DESENVOLVIMENTO
	MENINO	+	"MIMIS"	OBJETOS (CLASSIFICAÇÃO)*	BOM DESENVOLVIMENTO

* Nota acrescentada: Não está claro, mas deixei dessa maneira. [D. W. Winnicott, 1971]

Valor do registro histórico

Na consulta com um dos pais, muitas vezes é importante ter acesso a informações sobre as primeiras técnicas e posses de todas as crianças da família. Isso leva a mãe a contrastar os filhos, permitindo que se recordem e comparem as características deles desde o princípio.

A contribuição da criança

Com frequência, a criança pode dar informações a respeito dos objetos transicionais. Por exemplo:

> Angus (onze anos e nove meses) me contou que seu irmão "tem um monte de ursos de pelúcia e essas coisas" e que "antes disso ele tinha ursinhos menores" e continuou a conversa falando sobre sua própria história. Angus contou que nunca teve ursinhos, mas que tinha um cordão com um sino na ponta que ficava pendurado na cama e que ele ficava batendo naquilo até dormir. Provavelmente o cordão caiu e esse foi o seu fim. Contudo, havia algo mais. Ele tinha muita vergonha de falar a respeito disso. Era um coelho roxo com olhos vermelhos. "Eu não gostava dele. Eu jogava ele para todo lado. Agora é do Jeremy, eu dei para ele. Dei para o Jeremy porque ele [o coelho] era malcriado. *Vivia* caindo da cômoda. *Ele ainda me visita. Eu gosto quando ele me visita.*" Angus ficou surpreso quando desenhou o coelho roxo.

É preciso destacar que esse menino de onze anos com bom senso da realidade para sua idade expressou-se como se não tivesse senso de realidade ao descrever as qualidades e as atividades do objeto transicional. Mais tarde, quando me encontrei com sua mãe, ela demonstrou surpresa por Angus se lembrar do coelho roxo. Ela o reconheceu com facilidade no desenho colorido.

Disponibilidade de exemplos

É de maneira deliberada que me abstenho de apresentar mais material clínico aqui, sobretudo porque não quero dar a impres-

I. OBJETOS TRANSICIONAIS E FENÔMENOS TRANSICIONAIS

são de que o que estou relatando é raro. Em praticamente todo caso clínico é possível encontrar algo interessante nos fenômenos transicionais, ou mesmo em sua ausência.

Estudo teórico

Alguns tipos de comentário podem ser feitos com base nas teorias psicanalíticas mais aceitas:

1. O objeto transicional faz as vezes do seio ou do objeto da primeira relação.
2. O objeto transicional é anterior ao estabelecimento do teste de realidade.
3. Em relação ao objeto transicional, o bebê passa de um controle onipotente (mágico) para um controle pela manipulação (que envolve erotismo muscular e o prazer de coordenação).
4. O objeto transicional pode vir a se tornar um objeto de fetiche e resiste como uma característica da vida sexual adulta. (Ver a abordagem do tema feita por Wulff [1946].)
5. Devido à organização erótica anal, o objeto transicional pode ser um substituto das fezes (embora não seja por essa razão que ele fica fedido e não é lavado).

Relação com o objeto interno (Klein)

É interessante comparar o conceito de objeto transicional com o conceito de objeto interno, cunhado por Melanie Klein (1934). O objeto transicional *não é um objeto interno* (que é um conceito mental) – ele é uma posse. Ainda assim, também não é um objeto externo (para o bebê).

A complexa afirmação a seguir se faz necessária. O bebê pode utilizar um objeto transicional enquanto o objeto interno está vivo, é real e suficientemente bom (não muito persecutório). Porém, no que tange a suas qualidades, esse objeto interno depende da existência, da vivacidade e do comportamento do objeto externo. O fracasso do objeto interno em alguma função essencial leva indiretamente à apatia ou à característica persecutória do objeto interno.[2] Após a persistência da inadequação do objeto externo, o objeto interno deixa de ter sentido para o bebê e somente então o objeto transicional também perde o sentido. O objeto transicional pode, portanto, fazer as vezes do seio "externo", mas apenas *indiretamente* ao fazer as vezes do seio "interno".

O objeto transicional nunca está sob um controle mágico, como é o caso do objeto interno, nem está fora do controle, como é o caso da mãe real.

Ilusão-desilusão

A fim de preparar o terreno para minha contribuição positiva para esse tema, preciso colocar em palavras algumas coisas que, na minha opinião, são muito facilmente tomadas como evidentes em textos psicanalíticos sobre o desenvolvimento emocional infantil, ainda que possam ser compreendidas na prática.

Não existe a menor possibilidade de um bebê passar diretamente do princípio do prazer para o princípio da realidade ou de ir em direção e para além da identificação primária (ver Freud, 1923), a menos que se tenha uma mãe suficientemente

---

[2] Texto modificado nesse ponto, embora ainda se baseie na afirmação original.

I. OBJETOS TRANSICIONAIS E FENÔMENOS TRANSICIONAIS

boa. A "mãe" suficientemente boa (não necessariamente a própria mãe do bebê) é aquela que passa por uma adaptação ativa em relação às necessidades do bebê, uma adaptação ativa que diminui de maneira gradativa, diante da crescente capacidade de ele encarar a falta de adaptação e de tolerar os resultados da frustração. Naturalmente, a própria mãe do bebê tem mais chances de ser suficientemente boa do que qualquer outra pessoa, uma vez que essa adaptação ativa depende de uma preocupação tranquila e sem ressentimentos com ele; na verdade, o sucesso nos cuidados com o bebê depende da devoção e não da habilidade ou do conhecimento intelectual.

Conforme afirmei, a mãe suficientemente boa começa com uma adaptação quase completa às necessidades do bebê, mas, à medida que o tempo passa, se adapta menos e de modo gradativamente menos completo, de acordo com a crescente capacidade de ele lidar com seu fracasso.

Os meios de o bebê lidar com o fracasso materno incluem:

1. as experiências do bebê, repetidas muitas vezes, demonstram que existe um limite de tempo para a frustração. Naturalmente, de início esse limite deve ser curto;
2. um crescente senso de processo;
3. o princípio da atividade mental;
4. o emprego de satisfações autoeróticas;
5. relembrar, reviver, fantasiar, sonhar; integrar passado, presente e futuro.

Se tudo correr bem, o bebê pode sair ganhando com a experiência da frustração, já que a adaptação incompleta às necessidades é o que torna os objetos reais, ou seja, tão odiados quanto amados. A consequência disso é que, *se tudo correr bem*, o bebê pode ser perturbado por uma adaptação estrita à sua necessidade que se prolonga por tempo demais, sem que ocorra a sua diminuição natural, uma vez que a adaptação perfeita é similar à magia e o objeto que se comporta perfeitamente não difere de uma alucinação. Ainda assim, *no início* a adaptação precisa ser quase perfeita e, se não for, o bebê não será capaz de desenvolver a capacidade de estabelecer uma relação com a realidade externa, ou mesmo de formar uma concepção de realidade externa.

Ilusão e o valor da ilusão

De início, com quase cem por cento de adaptação, a mãe propicia ao bebê a oportunidade de ter a *ilusão* de que o seio é uma parte dele. O seio, por assim dizer, está sob o controle mágico do bebê. O mesmo pode ser dito em relação aos cuidados com bebês em geral, nos momentos de tranquilidade entre os de excitação. A onipotência é quase um fato da experiência. A tarefa subsequente da mãe é desiludir gradualmente o bebê, embora ela não tenha expectativa de sucesso, a menos que antes tenha conseguido dar oportunidades suficientes de ilusão.

Em outras palavras, o seio é criado e recriado pela capacidade que o bebê tem de amar, ou (também é possível dizer) pela necessidade. Ocorre no bebê um fenômeno subjetivo que chamamos de seio materno.[3] A mãe coloca o seio real justamente onde o bebê está pronto para criá-lo e o faz no momento exato.

---

3   Levo em conta toda a técnica da maternagem. Quando dizemos que o primeiro objeto é o seio, a palavra "seio" é usada, creio, para designar tanto a técnica da maternagem como o próprio órgão. Não é

I. OBJETOS TRANSICIONAIS E FENÔMENOS TRANSICIONAIS

Portanto, desde o nascimento o ser humano se preocupa com o problema da relação entre aquilo que é objetivamente percebido e o que é subjetivamente concebido. E o ser humano só consegue encontrar uma resolução saudável para esse problema se tiver começado bem, graças à mãe. *A área intermediária à qual me refiro é a área a que o bebê tem acesso entre a criatividade primária e a percepção objetiva baseada em testes de realidade.* Os fenômenos transicionais representam os estágios iniciais do uso da ilusão, sem a qual o ser humano não vê sentido na ideia de uma relação com um objeto percebido pelos outros como externo ao ser.

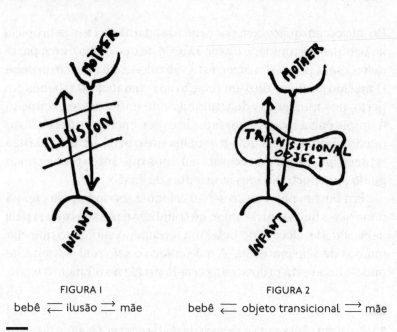

FIGURA 1
bebê ⇌ ilusão ⇌ mãe

FIGURA 2
bebê ⇌ objeto transicional ⇌ mãe

impossível que uma mãe seja suficientemente boa (nas minhas palavras) alimentando o bebê com mamadeira.

A ideia ilustrada na Figura 1 é a seguinte: em determinado ponto teórico, no início do desenvolvimento de cada indivíduo humano, um bebê em certo ambiente fornecido pela mãe concebe a ideia de algo capaz de saciar a crescente necessidade surgida de uma tensão instintiva. Não é possível dizer que, a princípio, o bebê sabe o que deve ser criado. Nesse momento, a mãe se apresenta. Normalmente, ela oferece o seio e sua ânsia potencial de alimentar. A adaptação da mãe às necessidades do bebê, quando é suficientemente boa, dá a ele a *ilusão* de que existe uma realidade externa que coincide com sua própria capacidade criativa. Em outras palavras, existe uma sobreposição entre o que a mãe fornece e o que o bebê consegue conceber. Para o observador, o bebê percebe aquilo que a mãe apresenta, mas essa não é toda a verdade. Ele reconhece o seio apenas como um seio que pode ser criado naquele exato momento e local. Não há intercâmbio entre a mãe e o bebê. Psicologicamente, o bebê mama de um peito que é parte dele, enquanto a mãe dá de mamar para um bebê que é parte dela. Em psicologia, a ideia de intercâmbio se baseia em uma ilusão por parte do psicólogo.

Na Figura 2, é dada uma forma para a área da ilusão, de modo a ilustrar o que considero uma das principais funções do objeto transicional e dos fenômenos transicionais. Os objetos transicionais e os fenômenos transicionais iniciam os seres humanos naquilo que eles sempre considerarão importante, ou seja, uma área neutra de experiência que não será posta à prova. *Pode-se dizer do objeto transicional que existe um acordo entre nós e o bebê, de que nunca faremos a pergunta: "Você criou isso ou apresentaram isso para você a partir do exterior?". O ponto mais importante é que não há expectativa de uma resposta. A pergunta não deve ser formulada.*

I. OBJETOS TRANSICIONAIS E FENÔMENOS TRANSICIONAIS

Esse problema, que sem dúvida concerne ao bebê humano de maneira tácita no início, se torna gradativamente um problema óbvio, devido ao fato de que a principal tarefa da mãe (além de fornecer a oportunidade da ilusão) é a desilusão. Isso antecede a tarefa do desmame e também continua a ser uma das tarefas dos pais e dos educadores. Em outras palavras, a questão da *ilusão* é inerente aos seres humanos e nenhum indivíduo a resolve definitivamente por conta própria, mesmo que uma compreensão *teórica* possa fornecer uma solução *teórica* à questão. Se tudo caminhar bem nesse processo gradual de desilusão, o palco está montado para a frustração que reunimos na palavra "desmame"; entretanto, é importante lembrar que, quando falamos sobre os fenômenos (que Klein [1940] esclarece ao descrever o conceito de posição depressiva) que ocorrem em torno do desmame, estamos pressupondo o processo subjacente por meio do qual a oportunidade da ilusão e da gradual desilusão se torna possível. Se a ilusão-desilusão foge do caminho esperado, o bebê é incapaz de chegar a algo tão normal quanto o desmame, ou a uma reação a ele, de modo que seria absurdo chamar isso de desmame. A simples interrupção do aleitamento materno não representa um desmame.

É possível ver a enorme importância atribuída ao desmame no caso de crianças normais. Quando observamos a complexa reação desencadeada por ele em determinada criança, sabemos que isso ocorre porque o processo de ilusão-desilusão está se desenrolando tão bem que é possível ignorá-lo nos casos em que ocorre um desmame real.

Desenvolvimento da teoria da ilusão-desilusão

Presumimos que a aceitação da realidade é uma tarefa que nunca é completada, pois nenhum ser humano está livre da tensão causada pela relação entre as realidades interna e externa, e que essa tensão é aliviada por uma área intermediária de experiência (cf. Riviere, 1936) que não é contestada (artes, religião etc.). Essa área intermediária é uma continuação direta da área do brincar da criança pequena que se "perde" na brincadeira.

Na primeira infância, essa área intermediária é necessária para estabelecer a relação entre a criança e o mundo e é possibilitada por uma maternagem suficientemente boa nessa etapa inicial tão importante. Para que tudo isso seja possível, é essencial a continuidade (temporal) do ambiente emocional externo e dos elementos particulares ao ambiente físico, como o objeto transicional, ou objetos.

Esses fenômenos transicionais podem ser permitidos ao bebê graças ao reconhecimento intuitivo, por parte dos pais, da tensão inerente à percepção objetiva, e não questionamos a criança quanto à subjetividade ou objetividade no momento em que existe o objeto transicional.

Se um adulto exigir de nós que aceitemos a objetividade de seus fenômenos subjetivos, vamos identificar ou diagnosticar um caso de loucura. Entretanto, se o adulto for capaz de desfrutar a área intermediária pessoal sem fazer exigências, seremos capazes de reconhecer nossas próprias áreas intermediárias e ficaremos satisfeitos por encontrar algum grau de sobreposição, isto é, experiências comuns entre membros de um grupo artístico, religioso ou filosófico.

I. OBJETOS TRANSICIONAIS E FENÔMENOS TRANSICIONAIS

Resumo

Chamamos a atenção para o amplo campo de observação oferecido pelas experiências iniciais do bebê saudável, expressadas principalmente por sua relação com a primeira posse.

Essa primeira posse se relaciona, num momento anterior, com os fenômenos autoeróticos e o ato de chupar o punho e o polegar, e, mais adiante, com os primeiros bonecos e brinquedos macios ou duros. Essa posse se relaciona ao mesmo tempo com o objeto externo (o seio materno) e com o interno (o seio magicamente introjetado), mas é diferente de ambos.

Os objetos transicionais, assim como os fenômenos transicionais, fazem parte do domínio da ilusão, que é a base do começo da experiência. Esse estágio inicial do desenvolvimento é possibilitado pela capacidade especial que a mãe tem de se adaptar às necessidades do bebê, permitindo, assim, que ele tenha a ilusão de que aquilo que cria realmente existe.

A área intermediária da experiência não é contestada quanto a pertencer à realidade interna ou externa (compartilhada) e representa a maior parte da experiência do bebê. Ao longo da vida, essa área é mantida nas experiências intensas ligadas à arte, à religião, à vida imaginativa e ao trabalho científico criativo.

O objeto transicional do bebê passa por um desinvestimento gradual, especialmente a partir do desenvolvimento de interesses culturais.

O que surge dessas considerações é a noção avançada de que a aceitação do paradoxo pode ter valor positivo. A resolução do paradoxo leva a uma organização de defesa que, no adulto, pode se revelar como organização verdadeira ou falsa do self (Winnicott, 1960a).

II. UMA APLICAÇÃO DA TEORIA

Naturalmente, o objeto em si não é transicional. O objeto representa a transição do bebê de um estado de fusão com a mãe para um estado de relação com a mãe como um ser externo e separado. Esse ponto em geral é descrito como aquele em que a criança supera um tipo narcísico de relação de objeto, mas evitei utilizar esse tipo de terminologia, já que não tenho certeza de que é isso que quero dizer; além disso, ele deixa de fora a ideia de dependência, que é tão essencial nos estágios iniciais, antes que a criança tenha se certificado de que existem coisas que não fazem parte dela.

Psicopatologia manifestada na área dos fenômenos transicionais

Dei bastante ênfase à normalidade dos fenômenos transicionais. Apesar disso, pode-se identificar uma psicopatologia ao longo do exame clínico de casos. Como exemplo de como a criança faz a gestão da separação e da perda, chamo a atenção para como a separação pode afetar os fenômenos transicionais.

Sabe-se que, quando a mãe ou alguma outra pessoa da qual o bebê depende está ausente, não há nenhuma mudança imediata, graças ao fato de que o bebê tem uma memória ou uma imagem mental da mãe, aquilo que chamamos de representação interna e que continua viva por determinado tempo. Caso a mãe se afaste por um período superior a um limite medido em minutos, horas ou dias, a memória da representação interna se desvanece. À medida que isso acontece, os fenômenos transicionais perdem gradativamente o sentido e o bebê se torna incapaz de vivenciá-los. Podemos notar o desinvestimento desse objeto. Pouco antes da perda, é possível observar, em alguns casos, um exagero no uso do objeto transicional como parte da *recusa* da ameaça de que ele pode perder o sentido. Para ilustrar esse aspecto de recusa, apresentarei o breve exemplo clínico do uso de um cordão por um menino.

> CORDÃO[4] Em março de 1955, um menino de sete anos foi trazido pelos pais para o departamento de psicologia do Paddington Green Children's Hospital. Os outros dois integrantes da família também o acompanharam: uma menina de dez anos, que frequentava uma escola de educação especial, e uma menina bastante normal de quatro anos. O caso foi encaminhado pelo médico da família devido a uma série de sintomas que indicavam um transtorno de personalidade no menino. O teste de inteligência revelou QI 108. (Para os objetivos dessa descrição, todos os detalhes que não são imediatamente relevantes ao tema do capítulo foram omitidos.)
>
> Primeiro conversei com os pais durante uma longa entrevista, na qual me fizeram um relato claro do desenvolvimento do garoto e de todas as distorções apresentadas. Contudo, eles deixaram de lado um detalhe importante, que foi revelado durante a entrevista com o menino.
>
> Não foi difícil perceber que a mãe era uma pessoa depressiva, e ela contou que havia sido hospitalizada por conta da depressão. Com base no relato dos pais, pude notar que ela cuidou do menino até o nascimento da irmã, quando ele tinha três anos e três meses. Essa foi a primeira separação relevante;

---

[4] Publicado em *Child Psychology and Psychiatry* (v. 1, 1960) e em D. W. Winnicott (1965).

a seguinte aconteceu aos três anos e onze meses, quando a mãe foi operada. Quando o menino tinha quatro anos e nove meses, a mãe foi internada em um hospital psiquiátrico por dois meses e, durante esse período, ele foi bem cuidado pela irmã da mãe. A essa altura, todos que cuidavam do menino concordavam que ele era difícil, embora demonstrasse traços muito positivos. Era propenso a mudanças repentinas e assustava as pessoas, dizendo, por exemplo, que iria cortar a irmã da mãe em pedacinhos. O menino desenvolveu muitos sintomas curiosos, como uma compulsão por lamber coisas e pessoas; ele fazia barulhos compulsivos com a garganta; com frequência se negava a evacuar e depois se sujava todo. Ele se mostrava obviamente ansioso em relação à deficiência mental da irmã mais velha, mas a distorção em seu desenvolvimento apareceu antes que esse fator se tornasse relevante.

Depois da entrevista com os pais, entrevistei o menino. Estavam presentes dois assistentes sociais psiquiátricos e dois visitantes. Inicialmente, o menino não demonstrou anormalidade e logo se envolveu comigo em um jogo de rabiscar. (Nesse jogo, traço uma linha impulsivamente e convido a criança que estou entrevistando a transformar esse rabisco em um desenho. Em seguida, ela também faz um rabisco para que eu o transforme em algo.)

Nesse caso, o jogo de rabiscar teve um resultado curioso. A preguiça do menino logo ficou aparente, e praticamente tudo o que eu fazia era traduzido por ele em alguma coisa associada a uma linha. Entre os dez desenhos que ele fez apareceu o seguinte:

I. OBJETOS TRANSICIONAIS E FENÔMENOS TRANSICIONAIS

> um laço
> um chicote
> uma chibata
> um cordão de ioiô
> um cordão com um nó
> outra chibata
> outro chicote

Após essa entrevista, conversei novamente com os pais e perguntei-lhes sobre a preocupação do menino com a linha. Eles ficaram contentes por eu levantar o assunto, mas disseram que não haviam mencionado nada antes por não estarem certos de sua relevância. Contaram que o filho havia ficado obcecado por tudo o que tivesse relação com cordões e, na verdade, muitas vezes, quando entravam em algum cômodo, descobriam que ele havia amarrado as cadeiras nas mesas ou encontravam uma almofada conectada por um fio à lareira, por exemplo. Disseram que a preocupação do menino com cordões estava apresentando uma nova característica que os deixava preocupados, em vez de apenas despertar curiosidade. Recentemente, ele tinha amarrado um fio ao redor do pescoço da irmã (aquela cujo nascimento provocou a primeira separação entre mãe e filho).

Nesse tipo específico de entrevista, eu sabia que tinha uma possibilidade de ação limitada: não iria me encontrar com os pais, ou com o menino, com uma frequência maior do que uma vez a cada seis meses, já que a família vivia no interior. Por essa razão, agi da seguinte maneira: expliquei para a mãe que o menino estava lidando com o medo da separação, tentando negá-la por meio do uso de cordões, como alguém que usa o telefone para recusar a separação de um amigo. Ela demonstrou ceticismo, mas eu lhe disse que, se ela encontrasse algum sentido naquilo que eu estava dizendo, deveria falar com o filho sobre o assunto assim que fosse conveniente, contando para ele o que eu havia dito, para, em seguida, desenvolver o tema da separação de acordo com as respostas dele.

Eu não soube mais nada sobre eles, até que retornaram seis meses depois. A mãe não me contou o que fez, mas perguntei e ela pôde me dizer o que ocorreu logo depois que me consultaram. Ela achou que o que eu havia dito era bobagem, porém, certa noite abordou o assunto com o filho e descobriu que ele desejava muito falar sobre a relação dos dois e sobre como tinha medo de perder o contato com ela. Com a ajuda dele, ela falou sobre todas as separações de que conseguia se lembrar e, diante das respostas do menino, logo se convenceu de que o que eu tinha dito estava certo. Além disso, a partir do momento em que os dois tiveram essa conversa, a brincadeira com os cordões cessou. Ele já não amarrava mais objetos da mesma maneira. A mãe teve muitas outras conversas com o menino a respeito de como ele se sentia em relação a ficar longe dela e fez um comentário muito relevante sobre como achava que a separação mais importante tinha sido a perda sentida quando ela estava profundamente deprimida; segundo a mãe, não se tratava apenas de ela ter ido embora, mas da falta de contato com ele devido à sua completa preocupação com outros assuntos.

Em uma entrevista posterior, a mãe comentou que, um ano depois da conversa com o menino, ele havia voltado a brincar com cordões, atando objetos pela casa. Na verdade, ela estava prestes a ser internada no hospital para ser operada e disse ao filho: "Vejo que você está brincando com cordões porque está preocupado com a minha partida, mas desta vez ficarei

I. OBJETOS TRANSICIONAIS E FENÔMENOS TRANSICIONAIS

longe só por alguns dias. Eu vou ser operada, mas não é nada grave". Depois dessa conversa, essa nova fase de brincadeiras com fios acabou.

Mantive contato com a família e os ajudei em vários detalhes sobre a escolarização do garoto e outros assuntos. Há pouco, quatro anos depois da primeira entrevista, o pai relatou uma nova fase de preocupação com cordões, associada ao recente quadro de depressão da mãe. Essa fase durou dois meses, mas passou quando a família toda viajou de férias, e quando, ao mesmo tempo, a situação em casa melhorou (o pai conseguiu trabalho depois de um período desempregado). Associado a isso, houve uma melhora no quadro da mãe. O pai revelou mais um detalhe interessante sobre o tema em questão. Durante essa fase mais recente, o menino havia feito uma atuação com uma corda e o pai considerou o episódio relevante, já que mostrava como todas essas coisas estavam intimamente ligadas à ansiedade mórbida da mãe. Certo dia o pai chegou em casa e encontrou o filho pendurado em uma corda, de cabeça para baixo. Ele estava imóvel, fingindo muito bem que estava morto. O pai percebeu que deveria agir naturalmente e ficou no quintal, arrumando as coisas por meia hora. Depois disso, o menino se entediou e parou com a brincadeira. Esse foi um grande teste da falta de ansiedade do pai. Contudo, no dia seguinte ele fez a mesma coisa, dependurando-se em uma árvore que podia ser vista com facilidade da janela da cozinha. A mãe saiu correndo, em choque, acreditando que ele havia se enforcado.

O detalhe adicional pode ser relevante para entender o caso. Embora o menino, que agora tem onze anos, esteja se desenvolvendo como um "valentão", ele é bastante tímido e fica vermelho com facilidade. Tem muitos ursinhos de pelúcia, que para ele são como filhos. Ninguém se atreve a dizer que são brinquedos. Fiel a eles, dedica-lhes muita afeição e lhes faz calças, o que envolve costurar cuidadosamente. O pai afirma que essa família parece lhe dar um senso de segurança e por isso o menino age maternalmente com ela. Quando recebem visitas, o garoto rapidamente coloca todos no quarto da irmã, já que ninguém de fora da casa pode saber da sua família de ursinhos. Aliado a isso, ele demonstra relutância em defecar ou uma tendência a reter as fezes. Assim, não é difícil concluir que ele tem uma identificação maternal, baseada em sua própria falta de segurança na relação com a mãe, e que essa identificação pode evoluir para a homossexualidade. Da mesma maneira, a preocupação com cordões pode se transformar em perversão.

Comentário

O comentário a seguir parece apropriado:

1   O cordão pode ser visto como uma extensão de todas as outras técnicas de comunicação. O cordão ata, assim como ajuda a embalar objetos e a unir materiais desconectados. Nesse sentido, tem um significado simbólico para todo mundo; o uso exagerado de cordões pode facilmente indicar um senso de insegurança ou uma ideia de falta de comunicação. Nesse caso específico, é possível detectar a anormalidade invadindo o uso que o menino faz do cordão e é importante encontrar uma maneira de formular a mudança que poderia levar à perversão do uso.
    Parece ser possível chegar a essa formulação desde que se leve em conta o fato de que a função do cordão deixa de ser a comunicação, passando a ser uma *recusa da separação*. Como recusa da separação, o cordão se torna uma

coisa em si, uma coisa com propriedades perigosas e que precisa ser dominada. Nesse caso, a mãe pareceu ser capaz de lidar com o uso que o menino fazia deles antes que fosse tarde demais, quando esse uso ainda continha esperança. Quando a esperança não está presente e o cordão representa a recusa da separação, uma situação muito mais complexa tem início – uma situação difícil de curar, por causa dos ganhos secundários oriundos das habilidades desenvolvidas sempre que um objeto precisa ser manuseado para ser dominado.

Portanto, esse caso é especialmente interessante se permitir a observação do desenvolvimento de uma perversão.

2 Com base nesse material, também é possível ver o uso que pode ser feito dos pais. Quando podem ser utilizados, eles conseguem realizar o trabalho com grande economia, especialmente se levarmos em conta que nunca existirão psicoterapeutas suficientes para tratar todos aqueles que precisam de tratamento. Vemos aqui uma família exemplar que enfrentava um momento difícil em razão do desemprego do pai; que conseguiu assumir total responsabilidade por uma filha deficiente, apesar dos enormes obstáculos sociais e familiares decorrentes disso; e que resistiu a fases difíceis da depressão da mãe, incluindo um período de hospitalização. Essa família deve ter uma força enorme e foi partindo desse pressuposto que se decidiu convidar os pais a se encarregarem da terapia do próprio filho. Desse modo, eles aprenderam muito sobre si mesmos, mas precisaram ser informados sobre o que estavam fazendo. Eles também desejavam que seu sucesso fosse reconhecido e que o processo como um todo fosse verbalizado. O fato de terem

processo como um todo fosse verbalizado. O fato de terem visto o menino passar por uma doença os deixou confiantes em sua capacidade de lidar com outras dificuldades que aparecem de tempos em tempos.

Nota acrescentada em 1969

Na década que se passou desde que esse relato foi escrito, pude ver que o menino não foi curado de sua doença. A conexão com a doença depressiva da mãe perdurou, de modo que não se podia evitar que ele retornasse ao lar. Longe de casa, ele poderia ter recebido tratamento individual, mas em casa isso seria impraticável. Ao ficar em casa, ele manteve o padrão que já havia se estabelecido na época da primeira entrevista.

Durante a adolescência, o rapaz desenvolveu novos vícios, sobretudo em drogas, e não pôde sair de casa para estudar. Todas as tentativas de afastá-lo da mãe fracassaram, já que ele sempre fugia e voltava para casa.

Ele se tornou um adolescente medíocre, que não fazia nada e aparentemente desperdiçava seu tempo e seu potencial intelectual (como destacado anteriormente, ele tinha QI 108).

A questão é a seguinte: um pesquisador que estivesse estudando esse caso de dependência química prestaria atenção na psicopatologia manifestada na área dos fenômenos transicionais?

III. MATERIAL CLÍNICO: ASPECTOS DA FANTASIA

Na parte final deste livro, explorarei algumas das ideias que me ocorrem enquanto realizo o trabalho clínico e quando acredito que a teoria que criei em relação aos fenômenos transicionais,

I. OBJETOS TRANSICIONAIS E FENÔMENOS TRANSICIONAIS

para meu próprio proveito, afeta o que vejo e escuto e também o que faço.

A seguir, detalharei parte do material clínico proveniente de uma paciente adulta, com o objetivo de mostrar como o senso de perda pode se tornar uma maneira de integrar a própria experiência de si mesmo.

O material é oriundo de uma sessão de análise da paciente e utilizei-o por acreditar que ele reúne diversos exemplos da grande variedade que caracteriza a ampla área entre objetividade e subjetividade.

> Esta paciente, mãe de vários filhos e dotada de grande inteligência, da qual faz uso no trabalho, buscou tratamento devido a uma sintomatologia ampla, em geral agrupada sob a palavra "esquizoide". É provável que as pessoas que convivem com ela não reconheçam o quanto a paciente se sente adoecida e certamente ela costuma ser apreciada e valorizada.
>
> Essa sessão em particular começou tratando de um sonho que poderia ser descrito como depressivo. O sonho apresentava um material transferencial direto e revelador, no qual o analista aparecia como uma mulher avarenta e dominadora. Isso abriu caminho para que a paciente demonstrasse seu anseio pela presença de um analista anterior, que era uma figura muito masculina para ela. Trata-se de um sonho e, como sonho, pode ser utilizado como material de interpretação. A paciente ficou feliz por estar sonhando mais. Ao mesmo tempo, ela identificava algumas melhoras em sua vida no mundo real.
>
> De tempos em tempos, ela é dominada pelo que podemos chamar de *fantasia*. Ela está viajando de trem e acontece um acidente. Como as crianças vão ficar sabendo o que aconteceu com ela? Como o analista vai ficar sabendo? Ela poderia gritar,

mas sua mãe não iria escutá-la. A partir daí a paciente começou a falar sobre sua experiência mais terrível, na qual deixou o gato por um tempinho e soube mais tarde que ele miou por muitas horas. "Isso tudo é terrível demais" e está ligado a todas as separações que ela viveu desde a infância, separações que transcenderam sua capacidade de lidar e que, portanto, foram traumáticas e demandaram a organização de novas formas de defesa.

Boa parte do material dessa análise diz respeito ao lado negativo dos relacionamentos; ou seja, ao fracasso gradual vivenciado pela criança quando os pais não estão disponíveis. A paciente é extremamente sensível a tudo isso no que se refere aos próprios filhos e atribui boa parte das dificuldades que enfrenta com o filho mais velho ao fato de tê-lo deixado por três dias para sair de férias com o marido assim que engravidou novamente; ou seja, quando a criança tinha quase dois anos. Ela soube que o filho chorou por quatro horas sem parar e, quando voltou para casa, demorou muito tempo para conseguir restabelecer a conexão com ele.

Estávamos tratando do fato de que animais e crianças pequenas não podem ser informados do que está acontecendo. O gato não entendia. Não é possível explicar a um bebê com menos de dois anos sobre um novo bebê que está a caminho, ainda que "aos vinte meses, mais ou menos", torna-se cada vez mais possível explicar isso com palavras que ele consegue compreender.

Quando não é possível fazê-la entender e a mãe sai para ter um novo filho, ela está morta do ponto de vista da criança. É isso que morte significa.

É uma questão de dias, horas ou minutos. Antes que o limite chegue, a mãe ainda está viva; depois que esse limite é ultrapassado, ela está morta. Entre uma coisa e a outra existe um precioso momento de raiva, que é rapidamente perdido, ou talvez nunca chegue a ser vivenciado, mas é sempre potencial e traz consigo o medo da violência.

A partir daqui chegamos a dois extremos muito diferentes: a morte da mãe quando ela está presente, e sua morte quando ela não é capaz de reaparecer e, portanto, de voltar à vida. Isso se relaciona com o tempo que antecede o momento em que a criança passa a ter a capacidade de dar vida às pessoas na realidade psíquica interior, longe da segurança de poder ver, sentir e cheirar.

Pode-se dizer que a infância dessa paciente foi um grande exercício justamente nessa área. Ela foi evacuada por causa da guerra quando tinha cerca de onze anos; esqueceu-se por completo da infância e dos pais, mas ao mesmo tempo se reservou o direito de não chamar aqueles que cuidavam dela de "tio" e "tia", como era o costume da época. Na verdade, ela *nunca os chamou de nada* ao longo de todos aqueles anos, o que era um modo negativo de se lembrar do pai e da mãe. Supomos que o padrão por trás disso tudo se estabeleceu ainda na primeira infância.

A partir daí, minha paciente chegou à noção – que novamente recai na transferência – de que a única coisa real é a lacuna; ou seja, a morte, a falta ou a amnésia. Ao longo da sessão, ela teve uma amnésia específica e isso a incomodou, revelando que o mais importante que ela estava tentando me comunicar era a presença de um apagamento e que esse vazio poderia ser o único fato, a única coisa real. A amnésia é real, ao passo que aquilo que foi esquecido perdeu a realidade.

Aliado a isso, a paciente se lembrou de que havia uma manta no consultório na qual ela se enrolou em certa ocasião, quando passou por um episódio regressivo durante uma sessão analítica. Nesse momento, ela não vai pegar a manta nem usá-la. O fato de a manta não estar lá (já que ela não vai buscá-la) a torna mais real do que a manta que o analista poderia buscar, conforme ele certamente pensou em fazer. Com base nessas considerações, a paciente confronta a irrealidade da manta em seu significado simbólico.

Daí em diante, ela chegou à ideia dos símbolos. Seu ex-analista mais recente "sempre será mais importante para mim do que meu analista atual". Acrescentando que: "Você pode me deixar melhor, mas gosto mais dele. Isso será verdade quando eu o tiver esquecido completamente. O negativo dele é mais real que o seu positivo". Talvez essas não sejam exatamente suas palavras, mas era o que ela me dizia com clareza à sua maneira e era o que ela precisava que eu entendesse.

O tema da nostalgia ganha destaque: ele pertence ao domínio precário que a pessoa tem sobre a representação interna de um objeto perdido. Esse tema reaparece no relatório clínico apresentado na página 68.

Em seguida, a paciente falou sobre sua imaginação e os limites daquilo que ela acreditava ser real. Começou dizendo: "Eu não acredito que havia um anjo sobre a minha cama; por outro lado, eu tinha uma águia acorrentada ao meu pulso". Isso certamente lhe parecia real, com destaque para as palavras "acorrentada ao meu pulso". Ela também tinha um cavalo branco que era tão real quanto possível e "cavalgava com ele para todo lugar, o amarrava nas árvores, esse tipo de coisa". Ela gostaria de ter um cavalo branco agora para poder lidar com a realidade da experiência com esse animal e torná-la real de outra maneira. À medida que a paciente falava, eu pensava em como seria fácil rotular essas ideias como alucinatórias, a não

47

ser pela sua idade na época em que as teve ou pelas experiências incomuns pelas quais passou em relação à perda repetida dos pais, que, por sua vez, eram bons. A paciente exclamou: "Acho que quero algo que nunca vá embora". Formulamos isso dizendo que a coisa verdadeira não está lá. A corrente representa a recusa da ausência da águia, que é o elemento positivo.

A partir de então, passamos a tratar dos símbolos que se desvanecem. A paciente afirmou que teve algum sucesso em tornar seus símbolos reais por um longo período, apesar das separações. Nesse momento, nós dois chegamos ao mesmo tempo a uma conclusão: que seu intelecto refinado havia sido explorado, mas o custo fora alto. Ela começou a ler muito cedo, e leu bastante; pensou muito desde muito nova e sempre utilizou a inteligência para manter as coisas funcionando, e apreciava isso; mas ficou aliviada (eu pensei) quando disse que com o uso do intelecto há sempre o medo de um defeito mental. Em seguida, ela rapidamente passou a falar sobre seu interesse por crianças autistas e sua relação íntima com o caso de esquizofrenia de um amigo, uma doença que ilustra bem a ideia de defeito mental, apesar de um intelecto bom. Ela se sentia extremamente culpada por ter orgulho de seu bom intelecto, que sempre fora uma de suas características óbvias. Para ela, era difícil admitir que talvez seu amigo tivesse um bom potencial intelectual, embora fosse necessário dizer que, naquele caso, ele havia recaído no inverso disso, ou seja, no retardamento causado por doença mental.

Ela descreveu várias técnicas para lidar com a separação. Por exemplo, fazer uma aranha de papel e arrancar uma perna para cada dia que sua mãe estivesse longe. Além disso, havia os clarões, como os chamava, quando ela repentinamente passava a ver, digamos, seu cachorro Toby, um brinquedo: "Oh, ali está o Toby". No álbum de família há uma foto dela com Toby, um brinquedo do qual havia se esquecido, a não ser pelos clarões. Isso levou a um incidente terrível, em que sua mãe havia dito: "Mas nós 'ouvimos' você chorando o tempo todo que estivemos longe". Eles estavam a mais de seis quilômetros de distância. Ela tinha apenas dois anos então e pensou: "Será que minha mãe me contou uma mentira?". Ela não conseguiu lidar com isso na época e tentou negar o que sabia ser verdade, que sua mãe havia realmente mentido. Era difícil ver a mãe dessa maneira, já que todo mundo dizia: "Sua mãe é tão maravilhosa".

A partir de então, pareceu-nos possível chegar a uma ideia bastante nova, do meu ponto de vista. Diante de nós havia a foto de uma criança que tinha objetos transicionais. Além disso, os fenômenos transicionais eram evidentes e todos eles simbolizavam algo e eram reais para a criança; porém, gradativamente – ou talvez frequentemente, por algum tempo –, ela foi obrigada a *duvidar da realidade daquilo que eles simbolizavam*. Isso quer dizer que, se eles representassem a devoção e a confiabilidade da mãe, continuariam sendo reais em si mesmos, mas simbolizavam algo que não era real. A devoção e a confiabilidade da mãe eram irreais.

Isso parecia se aproximar do tipo de coisa que a assombrou a vida toda, como perder animais ou perder os próprios filhos, de modo que ela formulou a frase: "Tudo o que eu tenho é o que eu não tenho". Resta aqui uma tentativa desesperada de transformar o negativo em uma última defesa contra o fim de todas as coisas. O negativo é o único positivo. Quando chegou a esse ponto, ela perguntou ao analista: "O que você vai fazer a respeito disso?". Eu estava em silêncio e ela disse: "Ah, entendi". Pensei que talvez ela estivesse ressentida com minha completa inação. Então respondi: "Estou em silêncio porque não sei o que dizer". Rapidamente a paciente disse que estava tudo bem. Ela ficou contente com o silêncio. Na verdade, preferia que eu não tivesse dito nada. Se eu fosse um analista silencioso, talvez tivesse me juntado ao seu antigo analista, em busca do qual ela sabe que sempre estará. Estará sempre esperando pelo retorno dele para dizer "Muito bem!", ou algo do tipo, e ainda estará esperando muito tempo depois de ter se esquecido de sua aparência. Fiquei pensando sobre o que ela queria dizer com aquilo: quando ele tiver afundado no poço geral da subjetividade, amalgamado com o que ela pensava ter encontrado quando ainda tinha mãe, e antes de perceber as falhas de sua mãe, ou seja, as ausências dela.

Conclusão

Durante essa sessão, percorremos todo o campo entre a subjetividade e a objetividade e encerramos com uma espécie de jogo. A paciente iria fazer uma viagem de trem até sua casa de veraneio e me disse: "Acho que você deveria vir comigo, talvez até a metade do caminho". Ela estava falando sobre como é importante para ela o fato de que está me deixando. Era apenas por uma semana, mas esse era o ensaio antes das férias de verão. Mas também era um jeito de dizer que, depois de algum tempo que estivesse longe de mim, aquilo não iria mais importar. Então, quando chegássemos a uma estação no meio do caminho, eu desceria e "voltaria no trem lotado", com ela ridicularizando meus aspectos de identificação maternal ao acrescentar: "Vai ser muito cansativo, cheio de bebês e de crianças, eles vão subir em você e provavelmente vão vomitar em você. Eu vou é achar graça".

(É preciso deixar claro que não havia ideia alguma de que eu poderia *realmente* acompanhá-la.)

Pouco antes de partir, ela disse: "Quando fui embora na época da evacuação [durante a guerra], era como se *eu estivesse indo ver se meus pais estavam lá*. Acho que eu acreditava que iria encontrá-los" (dando a entender que eles certamente não estariam em casa). E isso quer dizer que se passou um ou dois anos até que ela descobrisse a resposta: eles não estavam lá e *essa* era a realidade. Ela já havia me falado sobre a manta que não usou: "Você sabe, né? A manta pode ser muito confortável, mas a realidade é mais importante que o conforto e, portanto, *manta nenhuma* pode ser mais importante que *uma manta*".

Esse fragmento clínico ilustra a importância de ter em mente a diferença entre os fenômenos quanto à sua posição na área entre a realidade externa, ou compartilhada, e o sonho verdadeiro.

2

SONHO, FANTASIA E VIDA: CASO CLÍNICO QUE DESCREVE UMA DISSOCIAÇÃO PRIMÁRIA

Neste capítulo, tento novamente mostrar as sutis distinções qualitativas que existem entre os diferentes modos de fantasiar. Debruço-me particularmente sobre o que ficou conhecido como fantasia e, mais uma vez, recorro ao material oriundo de uma sessão de tratamento em que o contraste entre fantasia e sonho não era apenas relevante, mas central.[1]

Utilizo o caso de uma mulher de meia-idade que, em análise, descobre gradualmente até que ponto fantasiar – ou algo da natureza dos devaneios – a atrapalhou durante toda a sua vida. Ficou claro, nesse momento, que existe para ela uma diferença fundamental entre fantasiar e suas alternativas: sonhar, por um lado, e realmente viver e se relacionar com objetos reais, por outro. Com uma clareza inesperada, sonhar e viver aparentavam ser duas coisas da mesma ordem, enquanto o devaneio seria de outra. O sonho está ligado à relação de objeto no mundo real, enquanto a vida no mundo real está ligada ao mundo dos

---

[1] Para examinar esse tema sob outro ângulo, ver "The Manic Defence" (1935) em Winnicott (1958a).

sonhos de maneira bastante familiar, especialmente para os psicanalistas. Por outro lado, a fantasia é um fenômeno isolado que absorve energia, mas não contribui nem para os sonhos nem para a vida. Até certo ponto, a fantasia se manteve estática durante toda a vida dessa paciente, ou seja, surgiu ainda nos primeiros anos, tendo se estabelecido quando ela tinha dois ou três anos de idade. Entretanto, ele já era evidente antes ainda, tendo começado provavelmente como uma "cura" para o hábito de chupar o polegar.

Outra característica que distingue esses dois conjuntos de fenômenos é que, embora boa parte do sonho e dos sentimentos que pertencem à vida seja suscetível à repressão, isso é diferente da inacessibilidade da fantasia. A incapacidade de acessar a fantasia está ligada à dissociação, e não à repressão. À medida que começa a se tornar uma pessoa completa e a abrir mão de suas dissociações rigidamente organizadas, a paciente toma consciência[2] da importância vital que a fantasia sempre teve para ela. Ao mesmo tempo, a fantasia está se transformando na imaginação relacionada com o sonho e a realidade.

As diferenças qualitativas podem ser extremamente sutis e difíceis de descrever; ainda assim, as grandes diferenças estão relacionadas à presença ou à ausência de um estado dissociado. Por exemplo, a paciente se encontrava em meu consultório, onde estava sendo tratada, e conseguia ver um pouco do céu pela janela. Entardecia e ela disse: "Estou lá no alto, naquelas nuvens cor-de-rosa, onde posso caminhar". É claro que poderia se tratar de um voo imaginário. Poderia ser parte do modo como a imaginação enriquece a vida, assim como poderia ser material para um sonho. Ao mesmo tempo, para minha paciente essa

---

2   Ela tem um lugar a partir do qual pode tomar consciência.

mesma coisa poderia pertencer a um estado dissociado e não se tornar consciente, no sentido de que nunca existe uma pessoa completa, capaz de tomar consciência dos dois ou mais estados dissociados presentes em qualquer momento específico. A paciente pode estar sentada em seu quarto e, embora não faça nada além de respirar, terá (em sua fantasia) pintado um quadro, ou feito uma obra interessante no trabalho, ou saído para caminhar no campo; mas, do ponto de vista do observador, absolutamente não aconteceu nada. Na verdade, provavelmente não iria acontecer nada, já que tantas coisas estavam acontecendo no estado dissociado. Por outro lado, ela poderia estar sentada no quarto, pensando a respeito das tarefas a realizar no trabalho no dia seguinte e fazendo planos, ou pensando sobre as férias, e essa poderia ser uma observação imaginativa do mundo e do espaço em que sonho e vida são a mesma coisa. Desse modo, ela oscila entre sentir-se bem e sentir-se doente, voltando em seguida a sentir-se bem.

Observaremos a seguir que o tempo é um fator que opera de maneira diferente quando se está fantasiando ou quando se está imaginando. Na fantasia, tudo o que ocorre se passa imediatamente, embora nada esteja acontecendo. Esses estados similares são considerados distintos pela análise, pois, quando o analista os observa, ele sempre tem indícios do grau de dissociação presente. Com frequência, a diferença entre os dois não pode ser identificada com base em uma descrição verbal do que acontece na mente do paciente e se perderia até em uma gravação em áudio da sessão.

A mulher em questão possui talentos excepcionais ou potencial para diversas formas de autoexpressão artística e conhece o bastante da vida e do viver, assim como de seu próprio potencial, para perceber que está perdendo oportunidades, e que sempre as perdeu (praticamente desde o começo da vida). Inevitavelmente, ela desaponta a si mesma, os amigos e as pessoas do seu convívio que a consideram promissora. Para a paciente, quando as pessoas demonstram expectativas a seu respeito, estariam esperando algo dela, o que a leva a encarar sua profunda inadequação. Tudo isso lhe causa muita aflição e ressentimento, e há inúmeros indícios de que sem ajuda ela estaria em risco de suicídio, que é simplesmente o mais perto que ela poderia chegar de um assassinato. Quando se aproxima do assassinato, ela passa a proteger seu objeto e sente o impulso de se matar, pondo, assim, um fim às suas dificuldades. O suicídio não representa uma solução, mas apenas o fim da luta.

Existe uma etiologia extremamente complexa em qualquer caso como esse, mas é possível dizer algo breve sobre a primeira infância dessa paciente em termos considerados válidos. É verdade que um padrão foi estabelecido no início da relação com a mãe, uma relação que muito cedo e de maneira muito abrupta passou de muito satisfatória para desilusão e abandono da esperança na relação de objeto. Do mesmo modo, poderia haver uma linguagem para descrever esse mesmo padrão na relação da menina com o pai. Até certo ponto, o pai corrigiu as falhas da mãe, mas, ainda assim, acabou enredado no padrão que se tornaria parte da criança, de maneira que também falhou, especialmente ao pensar nela como uma mulher potencial, ignorando o fato de que poderia ser potencialmente masculina.[3]

A maneira mais simples de descrever o início desse padrão na paciente é pensando nela como a caçula de vários irmãos. Essas crianças cuidavam umas das outras a maior parte do

---

[3] Para uma discussão sobre elementos masculinos e femininos, ver capítulo 5.

2. SONHO, FANTASIA E VIDA

tempo, em geral porque pareciam se divertir e eram capazes de organizar as próprias brincadeiras e de cuidar cada vez melhor de si mesmas. Entretanto, a filha mais nova se via em um mundo que já havia sido organizado antes mesmo que ela chegasse da maternidade. Ela era muito inteligente e, de alguma forma, conseguia se incluir. Porém, nunca participou do grupo de modo muito recompensador, tanto de seu ponto de vista como do das outras crianças, uma vez que a única maneira de ser incluída era pela submissão. As brincadeiras eram insatisfatórias para ela, já que simplesmente se esforçava para desempenhar o papel que lhe era atribuído, enquanto os demais sentiam que alguma coisa estava faltando, tendo em vista que ela não contribuía de forma ativa. Contudo, é provável que as outras crianças não estivessem cientes de que a irmã estava essencialmente ausente. Do ponto de vista da minha paciente, conforme viemos a descobrir, enquanto participava da brincadeira de outras pessoas, ela *estava o tempo todo engajada na fantasia*. Realmente vivia essa fantasia a partir de uma atividade mental dissociada. Essa parte dela que se tornou completamente dissociada nunca representou sua totalidade, e durante longos períodos seu mecanismo de defesa era viver nessa atividade fantasiosa, na qual podia observar a si mesma participando das brincadeiras de outras crianças, como se estivesse vendo outra pessoa do grupo infantil.

Por meio da dissociação, reforçada por uma série de frustrações significativas nas quais ela tentava sem sucesso ser uma pessoa completa à sua maneira, a paciente se tornou especialista na capacidade de ter uma vida dissociada, embora parecesse brincar com as outras crianças. A dissociação nunca foi completa, e é provável que a afirmação que fiz a respeito da relação entre essa criança e seus irmãos nunca tenha sido plenamente aplicável. Entretanto, há verdade o bastante nessa afirmação para permitir que uma descrição seja feita nesse sentido.

À medida que minha paciente crescia, foi capaz de construir uma vida em que nada de concreto que acontecia era realmente relevante para ela. Com o tempo, tornou-se uma das muitas pessoas que se sentem como se não fossem seres humanos completos. Sem que percebesse, a todo momento quando estava na escola, ou mais tarde no trabalho, outra vida se passava na parte de si mesma que estava dissociada. Em sentido inverso, isso significava que a vida dela estava dissociada de sua parte principal, que vivia em uma sequência organizada de fantasias.

Se examinássemos a vida dessa paciente, veríamos de que modo ela tentou unificar essas duas e outras partes de sua personalidade, mas suas tentativas sempre carregaram alguma forma de protesto que acarretava um conflito com a sociedade. Durante todo o tempo ela tinha saúde o bastante para continuar a fazer promessas e levar os amigos e as pessoas do seu convívio a sentir que ela deixaria uma marca ou que um dia iria, ao menos, se sentir bem consigo mesma. No entanto, cumprir essa promessa seria impossível, já que (conforme ela e eu a duras penas descobrimos) a principal parcela de sua existência se passava quando ela não fazia absolutamente nada. A inação talvez fosse disfarçada por certas atividades que nós dois passamos a chamar de "chupar o polegar". As versões tardias desse hábito ganharam a forma de fumo compulsivo e de diversos jogos entediantes e obsessivos. Essas e outras atividades fúteis não lhe traziam alegria. Tudo o que faziam era preencher o vazio, e esse vazio era o estado essencial de não fazer nada enquanto ela fazia tudo. Durante a análise, a paciente ficou assustada ao perceber que isso poderia facilmente tê-la levado a ficar deitada o tempo todo na cama de um hospital psiquiátrico, incontinente, inativa e imóvel, ainda que em sua mente ela mantivesse uma fantasia na qual a onipotência era mantida e coisas maravilhosas podiam ser alcançadas em um estado dissociado.[4]

Assim que começou a pôr algo em prática, como pintar ou ler, a paciente deparou com as limitações que a deixavam insatisfeita, uma vez que ela era obrigada a abrir mão da onipotência que retinha enquanto fantasiava. Poderíamos nos referir a isso como um princípio da realidade, mas seria mais apropriado, no caso de pacientes como essa, falar da dissociação que era um fato da estrutura de sua personalidade. Na medida em que era saudável e, em determinados momentos, agia como uma pessoa completa, ela estava apta a lidar com as frustrações pertencentes ao princípio da realidade. Entretanto, em estado doentio essa capacidade não era necessária, já que não havia contato com a realidade.

O estado dessa paciente poderia ser ilustrado por dois de seus sonhos.

Dois sonhos

1 A paciente se encontrava em uma sala com muitas pessoas e sabia que estava noiva e iria se casar com um panaca. Ela descreveu um homem do tipo de que ela não gostaria realmente. Virou-se para a pessoa que estava ao lado e disse:

---

[4] Trata-se de um fenômeno muito diferente da "experiência de onipotência" que descrevi como um processo essencial para as primeiras experiências do "eu" e do "não eu" (cf. Winnicott, 1962; ver também pp. 65-66). A "experiência da onipotência" pertence essencialmente à dependência, ao passo que a onipotência pertence à desesperança em relação à dependência.

"Esse homem é o pai do meu filho". Dessa maneira, com a minha ajuda ela revelou para si mesma, nessa etapa avançada da análise, que tinha uma filha e pôde me dizer que a criança tinha cerca de dez anos. A verdade é que ela não tem filhos, ainda que, com base no sonho, pudesse ver que tinha uma criança havia muitos anos e que ela estaria crescendo. Coincidentemente, isso explicava um dos primeiros comentários que fez na sessão, quando perguntou: "Me diga, você acha que me visto como criança, considerando que sou uma mulher de meia-idade?". Em outras palavras, ela esteve muito perto de reconhecer que precisa se vestir para a criança, tanto como para seu self de meia-idade. Ela conseguiu me dizer que a criança era uma menina.

2 Em uma sessão na semana anterior, houve um sonho no qual a paciente sentiu um enorme ressentimento em relação à mãe (a quem é potencialmente dedicada), porque, conforme apareceu no sonho, a mãe havia privado a filha – ela mesma, no caso – de ter seus próprios filhos. Ela achou curioso ter sonhado dessa maneira e disse: "A parte engraçada é que parece que quero ter um filho, quando tenho consciência que a única coisa que penso é que as crianças precisam ser protegidas de nascer". E acrescentou: "É como se eu tivesse uma sensação sorrateira de que algumas pessoas não acham a vida tão ruim".

Claro, em ambos os casos há muitas outras coisas que poderiam ser relatadas sobre os sonhos e que omito, pois elas não necessariamente esclarecem o problema exato que estou investigando.

O sonho da paciente sobre o homem que seria pai de seu filho foi contado sem nenhuma convicção e sem nenhum vín-

2. SONHO, FANTASIA E VIDA

culo sentimental. Somente após uma hora e meia de sessão a paciente começou a tocar nos sentimentos. Antes de partir, ao final de duas horas, ela vivenciou uma onda de ódio contra a mãe que apresentou uma nova característica. O sentimento estava muito mais próximo de querer assassinar do que de ódio. Além disso, a paciente sentiu que, para ela, o ódio estava muito mais próximo de algo específico do que antes. Naquele momento, ela compreendeu que o panaca, o pai de seu filho, foi apresentado como um panaca para esconder da mãe que seu pai – marido da mãe – era o pai de seu filho. Isso significava que ela estava muito próxima da sensação de ser assassinada pela própria mãe. Nesse caso, estávamos lidando com o sonho e a vida, não estávamos perdidos na fantasia.

Apresento esses dois sonhos para mostrar como um material que até então estaria preso na imutabilidade da fantasia começou a escapar tanto para o sonho quanto para a vida, dois fenômenos que, sob muitos aspectos, são o mesmo. Desse modo, a diferença entre devaneio e sonho (que é viver) foi aos poucos ficando mais clara para a paciente, e ela se tornou gradativamente capaz de fazer essa distinção para o analista. É importante destacar que o brincar criativo está ligado ao sonho e à vida, mas *não* pertence essencialmente à fantasia. Assim, diferenças significativas começam a surgir na teoria dos dois conjuntos de fenômenos, embora ainda seja difícil fazer afirmações categóricas ou dar diagnósticos quando um exemplo é dado.

A paciente fez a seguinte pergunta: "Quando estou andando lá na nuvem cor-de-rosa, é minha imaginação que está enriquecendo a vida ou se trata disso que você chama de fantasia, que acontece quando não estou fazendo nada e me faz sentir como se eu não existisse?". Para mim, o trabalho dessa sessão produziu um resultado importante: ensinou-me que a fantasia interfere na ação e na vida no mundo real e externo, mas, ainda mais do que isso, interfere no sonho e na realidade interna psíquica ou pessoal, o cerne vivo de toda personalidade individual.

Seria de grande interesse acompanhar as duas sessões subsequentes da análise dessa paciente.

> Ela começou dizendo: "Você estava me contando sobre como a fantasia interfere no sonho. Naquela noite, acordei à meia-noite e, quando dei por mim, estava febrilmente traçando, cortando e trabalhando no molde de um vestido. Eu fazia tudo e nada ao mesmo tempo e aquilo me deixou furiosa. Eu estava sonhando ou fantasiando? Tomei consciência do que se passava, mas estava acordada".
>
> Considerei essa pergunta difícil, já que parecia estar no limite de qualquer tentativa que pudesse fazer de diferenciar fantasia de sonho. Havia um envolvimento psicossomático. Então, respondi: "Acho que não sabemos, não é?". Disse isso simplesmente porque era verdade.
>
> Conversamos sobre esse assunto, sobre como fantasiar não é nada construtivo para a paciente e ainda é deletério, pois faz com que ela se sinta indisposta. Esse tipo de inquietação sem dúvida a impede de agir. Ela falou sobre como frequentemente utiliza o rádio para ouvir conversas em vez de música, enquanto joga paciência. Essa experiência parece favorecer a dissociação, quase tanto quanto tirar proveito dela, levando-a ao menos a ter alguma sensação de que existe uma integração ou uma quebra na dissociação. Apontei isso para ela, que me deu um exemplo no momento em que eu falava. A paciente me disse que, enquanto eu falava, ela brincava com o fecho da bolsa: "Por que ele fica nessa ponta? Como é estra-

2. SONHO, FANTASIA E VIDA

nho o jeito que ele fecha!". Ela sentia que essa atividade dissociada era mais relevante, enquanto estava lá, do que prestar atenção no que eu estava dizendo. Nós dois tentamos enfrentar o tema em questão, relacionando sonho e fantasia. De repente, ela teve um pequeno insight e afirmou que o significado daquela fantasia era: "Então é isso que *você* pensa". Ela se voltou para minha interpretação do sonho e tentou fazer com que parecesse uma bobagem. Evidentemente, tratava-se de um sonho que se converteu em fantasia assim que ela acordou, e ela queria deixar claro para mim que estava acordada enquanto fantasiava. "Precisamos de outra palavra que não seja nem sonho nem fantasia", afirmou. Nesse momento, ela contou que já havia "ido embora para o trabalho e para as coisas que acontecem no trabalho". Novamente, enquanto falava comigo, ela me deixou, sentiu-se dissociada como se não pudesse habitar na própria pele. Ela se lembrou de como leu as palavras de um poema, as quais não tinham sentido, e comentou que esse tipo de envolvimento do corpo na fantasia é fonte de grande tensão. Porém, como nada está realmente acontecendo, ela teme desenvolver uma oclusão coronária, pressão alta ou úlceras gástricas (o que, de fato, já teve). Como ela sentia falta de algo que a levasse a realizar coisas, que a lembrassem de dizer o tempo todo que estivesse acordada: "É agora, não amanhã, amanhã". Pode-se dizer que ela reconhecia a falta de um clímax psicossomático.[5] A paciente prosseguiu, afirmando que estava planejando o fim de semana o máximo possível, mas geralmente não conseguia distinguir a fantasia – que paralisa a ação – de um planejamento real, que tem a ver

---

[5] Abordei outro aspecto desse tipo de experiência em termos da capacidade de chegar ao orgasmo do ego (Winnicott, 1958b).

com o sentimento de antecipação pela ação. Ficava muito aflita devido ao modo como negligenciava seu entorno imediato, em decorrência da paralisia de ação da qual sofria.

Durante uma apresentação na escola, as crianças cantavam: "os céus irão brilhar em esplendor", assim como ela havia cantado na escola 45 anos antes, e ela se perguntava se alguma criança seria como ela, sem jamais saber se os céus brilham, porque estaria sempre engajada em alguma forma de fantasia.

Ao final, voltamos a falar sobre o sonho mencionado no início (em que cortava o molde de um vestido), que a paciente vivenciou depois de despertar e que funcionou como uma espécie de defesa contra o sonho: "Mas como ela poderia saber?". A fantasia toma conta de seu corpo como um espírito maligno. A partir de então, ela passou a falar sobre como sentia a enorme necessidade de se possuir, de assumir o domínio, de estar no controle. De repente, ela se tornou tremendamente consciente do fato de que essa fantasia não era um sonho. Pude perceber com isso que ela não estava plenamente cônscia desse fato até então. Aconteceu da seguinte maneira: a paciente acordou e lá estava ela costurando um vestido desenfreadamente. Era como se me dissesse: "Você acha que consigo sonhar, mas você está enganado!". Em seguida, prossegui para o equivalente onírico, o sonho de fazer um vestido. Talvez pela primeira vez senti que podia formular a diferença entre sonho e fantasia no contexto de sua terapia.

A fantasia tratava simplesmente de fazer um vestido. O vestido não tinha valor simbólico. É o que é. No sonho, por outro lado, consegui mostrar, com a ajuda da paciente, que a mesma coisa tinha, de fato, um valor simbólico. Passamos a falar disso.

2. SONHO, FANTASIA E VIDA

A área da amorfia

A palavra-chave que deveria ser levada de volta ao sonho é *amorfia*, ou seja, o estado do material antes de ser moldado, cortado e montado. Em outras palavras, em um sonho seria um comentário a respeito de sua própria personalidade e do estabelecimento de si. O sonho seria sobre o vestido apenas até certo ponto. Além disso, a esperança que a levaria a sentir que alguma coisa poderia ser criada a partir da amorfia teria origem na confiança que depositava em seu analista, a quem caberia a tarefa de neutralizar tudo o que ela teria trazido da infância. O ambiente em que crescera não permitiu que ela fosse amorfa, exigindo, de seu ponto de vista, que fosse moldada e cortada segundo formas definidas por outras pessoas.[6]

Ao final da sessão, a paciente teve um momento de sensações intensas relacionadas à ideia de que ninguém (de seu ponto de vista) em sua infância havia compreendido que ela deveria partir da amorfia. Ao reconhecer isso, ficou extremamente enraivecida. Qualquer resultado terapêutico dessa sessão seria majoritariamente derivado dessa raiva, uma raiva direcionada, não uma fúria, mas um sentimento com motivação lógica.

> Na consulta seguinte, outra sessão de duas horas, a paciente relatou que desde a última visita havia feito muitas coisas. Naturalmente, ela não quis dar a impressão de que estava insinuando um progresso. Para ela, a palavra-chave era identidade. A primeira parte dessa longa sessão foi dedicada sobre-

---

[6] Assim, pode-se analisar esse fato nos termos de submissão e de uma falsa organização do self (Winnicott, 1960a).

tudo à descrição de suas atividades, que tinham incluído arrumar a bagunça acumulada ao longo de meses ou mesmo anos, além de trabalho construtivo. Sem dúvida, ela apreciou muito o que havia feito. Porém, o tempo todo mostrou grande medo de perder a identidade, como se pudesse descobrir que havia sido moldada daquela maneira e tudo aquilo não passasse de uma encenação da vida adulta, como se brincasse de fazer progressos para agradar ao analista, trilhando um caminho traçado por ele.

O dia estava quente e a paciente estava cansada; recostou na cadeira e adormeceu. Usava um vestido que servia tanto para o trabalho como para a terapia. Ela dormiu por cerca de dez minutos e, quando acordou, continuou a relatar suas dúvidas sobre a validade do que havia feito – e gostado de fazer – em casa. O mais importante foi que, ao acordar, sentiu que o sono fora um fracasso, pois não conseguia se lembrar dos sonhos. Era como se tivesse dormido com o objetivo de sonhar para a análise. Ela ficou aliviada quando eu lhe disse que ela dormiu simplesmente porque queria dormir. Também lhe disse que o sonho é apenas algo que acontece enquanto se dorme. Então, ela sentiu que o sono havia lhe feito muito bem. Quis dormir e, ao acordar, sentiu-se muito mais real e, por alguma razão, recordar-se dos sonhos já não era mais relevante. Ela falou sobre o modo como, quando os olhos perdem o foco, ainda sabemos que as coisas estão lá, embora não seja possível distingui-las. Para ela, sua mente também era assim, fora de foco. "Mas nos sonhos que acompanham o sono, a mente está fora de foco porque não focaliza nada, a menos que seja o tipo de sonho que pode ser trazido para a vida desperta para ser relatado", afirmei. Eu tinha em mente a palavra

2. SONHO, FANTASIA E VIDA

"amorfia", discutida na sessão anterior, aplicando-a à atividade onírica generalizada, em contraste com o sonho.[7]

No restante da sessão, muitas coisas aconteceram, já que a paciente sentia que era real e abordava o problema comigo, seu analista. Ela deu um exemplo excelente sobre a enorme quantidade de coisas que aconteciam repentinamente, quando numa fantasia do tipo que paralisa a ação. Nesse momento, entendi isso como o indício que ela podia me dar para que eu compreendesse o sonho. A *fantasia* tinha relação com pessoas que vinham e ocupavam seu apartamento. Isso era tudo. Já o *sonho* sobre pessoas que vinham para ocupar seu apartamento estaria relacionado com o fato de ela encontrar novas possibilidades em sua própria personalidade, assim como o prazer de se identificar com outras pessoas, incluindo seus pais. Isso representa o oposto de um sentimento pré-moldado, permitindo a identificação, mas não a perda da identidade. Para amparar minha interpretação, encontrei termos apropriados, pois sabia do grande interesse da paciente por poesia. Afirmei que a fantasia tratava de determinado assunto, mas era um beco sem saída, pois *não tinha valor poético*. Um sonho sobre o mesmo tema *tinha poesia*, ou seja, diversas camadas de sentido relacionadas ao passado, ao presente e ao futuro, assim como ao interno e ao externo, e sempre dizia respeito a ela. Essa poesia do sonho inexiste em suas fantasias e, dessa maneira, não é possível realizar interpretações relevantes sobre elas. Eu nem ao menos tento utilizar o material fantasioso apresentado em abundância por crianças no período de latência.

---

[7] Esperam-se exames de EEG com resultados diferentes para esses dois extremos, dependendo de qual seja dominante em cada fase.

A paciente repassou o trabalho que havíamos feito com profundo reconhecimento e compreensão, especialmente atenta ao simbolismo do sonho, ausente no espaço limitado da fantasia.

Em seguida, ela arriscou fazer planos que indicavam a possibilidade de um futuro feliz, muito diferente da imutabilidade do aqui e agora de qualquer satisfação alcançada pela fantasia. Durante todo o tempo, tive que ser extremamente cuidadoso, e deixei isso claro, pois, se demonstrasse estar feliz com tudo o que ela havia feito, e com a grande mudança que havia ocorrido, ela facilmente teria a impressão de que fora moldada e ajustada por mim. Ela reagiria a isso com grande protesto, retornando à imutabilidade da fantasia, enquanto jogava paciência ou se envolvia em outras rotinas similares.

Em seguida, um pensamento lhe ocorreu e ela disse: "Sobre o que falamos da outra vez?". (Essa paciente com frequência se esquece da sessão anterior, embora seja obviamente afetada por ela, como no caso em questão.) Eu estava com a palavra "amorfia" na ponta da língua quando ela retornou para a sessão anterior e para a ideia do vestido antes de ser cortado, assim como para a sensação de que ninguém jamais havia reconhecido sua necessidade de começar de maneira amorfa. A paciente repetiu que estava cansada e salientei que isso significava algo, e não nada. Até certo ponto, trata-se de estar no controle: "Estou cansada, vou me deitar". Havia sentido a mesma coisa no carro. Sentiu-se cansada, mas não foi dormir porque estava dirigindo. Aqui, no entanto, podia dormir. De repente, ela entreviu a possibilidade de ficar saudável e achou a sensação espantosa. Suas palavras: "Talvez eu consiga ser responsável por mim mesma, assumir o controle e usar a imaginação com parcimônia".

Outra coisa ainda precisava ser feita nessa longa sessão. Ela falou sobre jogar paciência e pediu ajuda para compreender esse

2. SONHO, FANTASIA E VIDA

> hábito. Utilizando o que havíamos feito, pude dizer que o jogo de paciência é uma forma de fantasia, um beco sem saída, e que eu não poderia usá-lo como referência. Se, por outro lado, ela estivesse me contando um sonho – "Sonhei que jogava paciência" –, eu poderia utilizar esse dado e fazer uma interpretação. Eu poderia dizer: "Você tem dificuldades com Deus ou com o destino, às vezes ganhando, outras vezes perdendo, mas sempre com o objetivo de controlar o destino das quatro famílias reais". Ela acompanhou o raciocínio sem ajuda e comentou: "Eu tenho jogado paciência durante horas no meu quarto vazio e o quarto realmente está vazio, já que enquanto jogo paciência eu não existo". Em seguida, afirmou: "Assim, eu poderia me interessar por mim mesma".
>
> Ao final, ela não desejava ir embora. Não porque, como nas vezes anteriores, se sentia triste por deixar a única pessoa com quem podia falar sobre essas coisas, mas principalmente porque, dessa vez, talvez se sentisse menos indisposta ao chegar em casa – ou seja, menos rigidamente fixada em uma organização de defesa. Agora, em vez de ser capaz de prever tudo o que viria a acontecer, ela não sabia dizer se iria para casa para fazer algo que desejava ou se o desejo de jogar paciência a dominaria. Estava claro que ela sentia falta da certeza representada pelo padrão da doença e que sentia enorme ansiedade com a incerteza gerada pela liberdade de escolha.

Ao final da sessão, tive a impressão de que seria possível afirmar que o trabalho da sessão anterior tivera um impacto profundo. Por outro lado, eu tinha plena consciência de como era perigoso ficar confiante, ou mesmo satisfeito. Mais do que em qualquer outro ponto do tratamento, aqui a neutralidade do analista era fundamental. Nesse tipo de trabalho, sabemos que estamos sempre recomeçando e que é melhor não criar grandes expectativas.

3

O BRINCAR: PROPOSIÇÃO TEÓRICA

Neste capítulo, busco explorar uma ideia que me ocorreu por força do meu trabalho e é fruto do estágio atual do meu próprio desenvolvimento, o que dá ao meu trabalho um colorido especial. Não é necessário dizer que, embora ele inclua psicoterapia, dedico-me sobretudo à psicanálise e, para as finalidades deste capítulo, não farei uma distinção clara entre esses dois termos.

Ao propor minha tese, muitas vezes percebo que ela é muito simples e que poucas palavras são suficientes para dar conta do assunto. *A psicoterapia ocorre na intersecção entre duas áreas do brincar: a do paciente e a do terapeuta. Tem a ver com duas pessoas brincando juntas. O corolário disso é que, quando essa brincadeira não é possível, o trabalho do terapeuta consiste em retirar o paciente de um estado marcado pela incapacidade de brincar e trazê-lo para um estado em que consegue fazê-lo.*

Embora meu objetivo não seja revisar a literatura especializada, gostaria de dar crédito à obra de Milner (1952, 1957, 1969), que escreveu brilhantemente sobre a formação simbólica. Entretanto, sua profunda análise não me impede de descrever o

3. O BRINCAR: PROPOSIÇÃO TEÓRICA

brincar com minhas próprias palavras. Milner (1952) relaciona a brincadeira infantil à concentração dos adultos:

> Quando comecei a notar [...] que esse uso do eu não era apenas uma regressão defensiva, mas uma fase recorrente essencial para uma relação criativa com o mundo [...].

Ela se referia à *"fusão pré-lógica entre sujeito e objeto"*. Busco estabelecer uma distinção entre essa fusão e a fusão ou defusão do objeto subjetivo e do objeto objetivamente percebido.[1] Acredito que o que proponho também se encontra no material apresentado por Milner. Eis outra de suas afirmações:

> Os momentos em que o poeta original que existe em cada um de nós criou o mundo exterior para nós, ao revelar o familiar no não familiar, talvez tenham sido esquecidos pela maioria das pessoas; ou então estão guardados em algum lugar secreto da memória, já que são parecidos demais com o contato com o divino para se misturarem com os pensamentos cotidianos. (Milner, 1957)

Brincadeira e masturbação

Preciso tirar uma coisa do caminho. Na literatura e nos debates psicanalíticos, o brincar tem sido um tema intimamente ligado à masturbação e às diversas experiências sensuais. É verdade

---

[1] Para um debate mais amplo sobre o tema, o leitor pode ler meus artigos "Ego Integration in Child Development" (1962) e "Communicating and Not Communicating Leading to a Study of Certain Opposites" (1963a).

que, quando somos confrontados com a masturbação, sempre pensamos: qual é a fantasia? E também é verdade que, quando observamos uma brincadeira, costumamos perguntar que excitação física estaria por trás do tipo de brincadeira observada. Entretanto, o brincar deve ser estudado como um tema em si mesmo, suplementar ao conceito de sublimação do instinto.

Ao vincularmos tão intimamente esses dois fenômenos (o brincar e a atividade masturbatória) em nossa mente, é possível que tenhamos deixado de perceber algumas coisas. Busquei demonstrar que, quando uma criança está brincando, o elemento masturbatório encontra-se essencialmente ausente; ou, em outras palavras, quando a excitação física do envolvimento instintivo se torna evidente para a criança, a brincadeira é interrompida ou, pelo menos, perde a graça (Winnicott, 1968a). Tanto Kris (1951) como Spitz (1962) desenvolveram o conceito de autoerotismo para dar conta de dados similares (ver também Khan, 1964).

Estou em busca de uma nova definição para o brincar e me espanto com a aparente ausência de uma definição funcional de brincadeira na literatura psicanalítica. A análise da criança, independentemente da escola de pensamento, se baseia na brincadeira, de modo que seria surpreendente descobrir que, para definir o brincar, tenhamos que recorrer a autores que tratam do tema e não são analistas (a exemplo de Lowenfeld, 1935).

É natural nos voltarmos para a obra de Melanie Klein (1932), mas destaco que, ao tratar da brincadeira, Klein se debruça quase exclusivamente sobre os usos desta. O terapeuta busca se comunicar com a criança e sabe que ela, de modo geral, não domina a linguagem necessária para representar as infinitas sutilezas encontradas na brincadeira por aqueles que sabem procurar. Não se trata de uma crítica a Melanie Klein ou a outros

3. O BRINCAR: PROPOSIÇÃO TEÓRICA

autores que descreveram o uso da brincadeira na psicanálise de crianças. Trata-se simplesmente de um comentário sobre a possibilidade de que, na busca por uma teoria total da personalidade, o psicanalista estivesse preocupado demais com o conteúdo da brincadeira, deixando de observar a criança que brinca e de escrever sobre o brincar como algo em si mesmo. É óbvio que faço uma distinção importante entre os sentidos de "brincadeira", como substantivo, e de "o brincar", como verbo substantivado.

Qualquer coisa que eu diga sobre a brincadeira das crianças também serve para os adultos, embora seja mais difícil tratar do assunto quando o material do paciente se revela sobretudo por meio da comunicação verbal. Suponho que devemos encontrar a brincadeira de modo tão evidente na análise de adultos assim como em nosso trabalho com crianças. Ela se manifesta, por exemplo, na escolha das palavras, no tom de voz e, é claro, no senso de humor.

Fenômenos transicionais

Para mim, o significado do brincar ganhou uma nova coloração desde que comecei a observar os fenômenos transicionais, notando sua presença nos desenvolvimentos mais sutis desde o uso inicial de um objeto, ou uma técnica transicional, até os estágios máximos da habilidade humana de criar experiências culturais.

Gostaria de chamar a atenção aqui para a generosidade demonstrada pelos círculos psicanalíticos e pelo mundo psiquiátrico em geral, em relação à minha descrição dos fenômenos transicionais. Acho interessante que essa ideia tenha ganhado força justamente no campo dos cuidados infantis e, em muitos casos, sinto que me deram mais crédito do que mereço nessa área. Os fenômenos transicionais são universais e, ao nomeá-los, simplesmente chamei a atenção para eles e para a possibilidade de utilizá-los na construção da teoria. Conforme vim a descobrir, Wulff (1946) já havia escrito sobre objetos-fetiche utilizados por bebês e crianças. Além disso, sei que na clínica psicoterapêutica de Anna Freud esses objetos já tinham sido observados em crianças pequenas. Ouvi Anna Freud falar sobre o uso do talismã, um fenômeno intimamente correlacionado (ver A. Freud, 1965). Naturalmente, A. A. Milne imortalizou o Ursinho Pooh. Schulz e Arthur Miller,[2] entre outros autores, recorreram a esses objetos que nomeei e aos quais especificamente me referi.

O destino feliz dado ao conceito dos fenômenos transicionais me encoraja a crer que aquilo que busco dizer agora sobre o brincar também terá aceitação imediata. Existe algo sobre o brincar que ainda não encontrou um lugar na literatura psicanalítica.

No capítulo 7, dedicado à experiência cultural e sua localização, torno concreta minha ideia sobre a brincadeira ao afirmar que *o brincar tem um espaço* e um tempo. Não é *dentro*, em nenhum sentido do termo (que, infelizmente, possui muitos usos no debate psicanalítico). Nem é *fora*. Ou seja, não faz parte do mundo repudiado, o não eu, que o indivíduo decidiu reconhecer como verdadeiramente externo (a despeito das dificuldades e mesmo do sofrimento) e que está fora do controle mágico. Para controlar o que está fora, é preciso fazer coisas,

---

2 Miller (1963): Essa história acaba se desenrolando em um final sentimental e, portanto, parece abandonar sua relação direta com a observação da infância.

não apenas pensar ou desejar, *e fazer coisas demanda tempo*. Brincar é fazer.

O brincar no tempo e no espaço

Para dar um lugar ao brincar, postulei um *espaço potencial* entre o bebê e a mãe. Esse espaço potencial varia bastante de acordo com as experiências de vida do bebê em relação à mãe, ou à figura materna, e contrasto-o com: a) o mundo interno (que se relaciona com a parceria psicossomática) e b) com a realidade concreta, ou externa (que tem suas próprias dimensões e pode ser avaliada objetivamente, e que permanece constante, embora pareça variar segundo o estado do indivíduo que a observa).

Agora posso esclarecer meu objetivo. Quero tirar a atenção da sequência – psicanálise, psicoterapia, material da brincadeira, o brincar –, organizando-a de trás para a frente. Em outras palavras, é a brincadeira que é universal e que pertence ao âmbito da saúde: o brincar promove o crescimento e, portanto, a saúde; brincar leva aos relacionamentos de grupo; brincar pode ser uma forma de comunicação na psicoterapia; e, por fim, a psicanálise foi desenvolvida como uma forma altamente especializada de brincar, em prol da comunicação consigo mesmo e com os outros.

Brincar é natural, enquanto a psicanálise é um fenômeno altamente sofisticado do século XX. É importante que o analista se lembre sempre não apenas do que devemos a Freud, mas também do que devemos a essa coisa natural e universal chamada brincar.

Não é preciso ilustrar algo tão óbvio quanto o brincar, mas, mesmo assim, proponho dois exemplos.

EDMUND, DOIS ANOS E MEIO. A mãe veio me consultar sobre si mesma e trouxe Edmund consigo. Edmund estava no meu consultório enquanto eu conversava com sua mãe e coloquei entre nós uma mesa e uma cadeirinha, que ele poderia utilizar caso desejasse. Ele parecia sério, mas não assustado nem deprimido. Perguntou: "Cadê os brinquedos?". Essa foi a única coisa que disse durante toda a sessão de uma hora. Evidentemente, ele havia sido informado de que haveria brinquedos e respondi que havia alguns do outro lado da sala, no chão, sob a estante de livros.

Logo em seguida, ele pegou um balde cheio de brinquedos e começou a brincar de modo deliberado enquanto a consulta acontecia entre mim e sua mãe. A mãe conseguiu identificar o momento exato em que Edmund, aos dois anos e cinco meses, tinha começado a gaguejar, o que o levara a parar de falar, "já que a gagueira o assustava". Enquanto abordávamos uma situação de consulta sobre ela e o menino, Edmund colocou algumas peças pequenas de um trem sobre a mesa e passou a organizá-las e a montá-las. Ele estava apenas a meio metro da mãe. Logo, sentou-se no seu colo e se comportou como bebê por alguns minutos. Ela reagiu de maneira natural e adequada. Em seguida, ele desceu espontaneamente e voltou a brincar à mesa. Tudo isso se passou enquanto a mãe e eu estávamos engajados em um diálogo profundo.

Após cerca de vinte minutos, Edmund começou a se animar, encaminhando-se para o outro lado da sala para buscar novos brinquedos. Em meio à bagunça, encontrou um fio emaranhado. A mãe (claramente afetada pela opção pelos fios, mas inconsciente do simbolismo) fez o seguinte comentário: "Quanto menos verbal, mais apegado ele fica, precisando de contato com meu seio *real*, com meu colo *real*". Quando do início da gagueira, ele estava começando a se controlar, mas acabara regredindo para a incontinência, aliada à gagueira, e a isso se seguira o abandono da fala. Ele estava começando a cooperar novamente no momento da consulta. A mãe via isso como parte da recuperação após um retrocesso em seu desenvolvimento.

Ao dar atenção à brincadeira de Edmund, consegui me comunicar com a mãe.

Edmund fazia bolhas com a boca enquanto brincava com os brinquedos. Naquele momento, ele se ocupava com o fio. A mãe comentou que, quando bebê, ele recusava tudo menos o seio, até crescer e passar a usar um copo. "Ele não tolerava substitutos", afirmou, querendo dizer que ele não aceitava mamar na mamadeira. Recusar substitutos se tornara uma característica permanente em sua personalidade. Até a avó materna, de quem ele gostava muito, não era completamente aceita, já que não era sua mãe de verdade. Era sempre a mãe que o punha para dormir. Ele teve dificuldades com o seio logo que nasceu e costumava usar as gengivas nos primeiros dias e semanas, talvez como garantia contra o impulso de autoproteção da mãe, que ainda estava sensível. Aos dez meses ele já tinha um dente e, em determinada ocasião, a mordeu, sem causar sangramento.

"Ele não foi um bebê tão fácil como o primeiro."

Isso tudo demorou algum tempo e se misturou a outros assuntos sobre os quais a mãe queria conversar comigo. Edmund parecia interessado em uma das pontas do fio exposta no emaranhado. Às vezes, fazia um gesto como se estivesse "plugando" a ponta do fio na coxa da mãe, como um fio elétrico. É importante destacar que, embora "não tolerasse substitutos", ele estava usando o fio como símbolo de união com a mãe. Estava claro que o fio era simultaneamente um símbolo de separação e de união por meio da comunicação.

A mãe me contou que ele tivera um objeto transicional chamado "minha manta" – ele podia usar qualquer manta com barra de cetim, igual à barra de sua primeira mantinha.

Nesse momento, Edmund deixou os brinquedos com naturalidade, subiu no sofá e se arrastou como um animal em direção à mãe, aninhando-se em seu colo. Ficou ali por cerca de três minutos. A mãe reagiu de maneira bem natural, sem exagero. Então, ele desceu do colo dela e voltou aos brinquedos. Na sequência, colocou o fio (do qual parecia gostar muito) no fundo do balde, servindo de forro, e começou a pôr os brinquedos em cima, para que tivessem um lugar macio para ficar, como um berço. Depois de retornar mais uma vez ao colo da mãe e, em seguida, aos brinquedos, ele estava pronto para partir, já que a mãe e eu tínhamos terminado nossa conversa.

Nessa brincadeira, Edmund tinha ilustrado muito do que sua mãe estava dizendo (embora ela também falasse sobre si mesma). Ele comunicara um movimento de maré montante e maré vazante dentro de si, que o trazia ora para perto, ora para longe da dependência. Entretanto, isso não era psicoterapia, já que eu estava trabalhando com a mãe. O que Edmund fizera fora simplesmente exibir as ideias que ocupavam sua vida enquanto a mãe e eu conversávamos. Não interpretei e devo admitir que o menino provavelmente brincaria da mesma maneira se ninguém estivesse lá para vê-lo ou para receber essa comunicação, o que indica que ele talvez se comunicasse com uma parte do self, o ego observador. Na realidade, minha presença servira de espelho para o que acontecia, de modo a atribuir ao evento uma qualidade comunicativa (ver Winnicott, 1967b).

DIANA, CINCO ANOS. No segundo caso, assim como aconteceu com Edmund, realizei duas consultas paralelamente: uma com

3. O BRINCAR: PROPOSIÇÃO TEÓRICA

a mãe, que passava por dificuldades, e um relacionamento de brincar com a filha, Diana. Esta tinha um irmãozinho (em casa) deficiente mental, que também sofria de uma deformidade cardíaca congênita. A mãe viera para conversar sobre o efeito do filho sobre si mesma e sobre Diana.

Meu contato com a mãe durou uma hora. A criança esteve conosco durante todo o tempo e minha tarefa foi tripla: dar atenção total à mãe em decorrência de suas necessidades, brincar com a criança e (para os fins deste artigo) registrar a natureza da sua brincadeira.

Na verdade, foi a própria Diana que tomou a frente desde o princípio, pois, quando abri a porta para que sua mãe entrasse, a menininha se apresentou animadamente, estendendo um ursinho. Não olhei para a mãe nem para ela, mas me dirigi ao ursinho e perguntei: "Qual é o nome dele?". Ela respondeu: "Ursinho, mesmo". Desse modo, uma forte relação entre mim e Diana se estabeleceu rapidamente, e precisei mantê-la para que pudesse fazer meu trabalho, que consistia em responder às necessidades da mãe. No consultório, a menina naturalmente precisou sentir o tempo todo que tinha minha atenção, mas foi possível dar atenção à mãe sem deixar de brincar com ela.

Assim como fiz no caso de Edmund, para descrever este caso vou tratar do que aconteceu entre mim e Diana, deixando de lado o material da consulta com a mãe.

Entramos no consultório e nos acomodamos, a mãe no sofá e Diana na cadeirinha perto da mesa das crianças. Diana pegou o ursinho e o colocou dentro do bolso da minha camisa. Ela tentou ver até onde conseguia enfiá-lo, depois examinou a costura da minha jaqueta e, em seguida, se interessou pelos bolsos e pelo fato de que eles não se comunicavam uns com os outros. Isso tudo aconteceu enquanto a mãe e eu falávamos seriamente sobre a criança deficiente de dois anos e meio, e Diana acrescentou a informação: "Ele tem um buraco no coração". Pode-se dizer que, enquanto brincava, estava com o ouvido ligado na conversa. Tive a impressão de que ela conseguia aceitar a deficiência física do irmão devido ao buraco no coração, mas que a deficiência mental ainda estava fora do seu entendimento.

Na brincadeira em que Diana e eu nos engajamos, sem fins terapêuticos, eu me senti livre para ser brincalhão. Crianças brincam com mais facilidade quando a outra pessoa consegue e pode ser brincalhona. Aproximei minha orelha do ursinho que estava no bolso da camisa e disse: "Ouvi ele dizer alguma coisa!". Ela ficou muito interessada. Prossegui: "Acho que ele quer companhia para brincar" e disse que, se ela fosse até o outro lado da sala e procurasse, encontraria uma ovelha felpuda entre os brinquedos que estavam sob a estante. Talvez eu tivesse um objetivo oculto, que era tirar o ursinho do meu bolso. Diana foi até lá e pegou a ovelha, que era consideravelmente maior que o urso, e acolheu minha ideia de amizade entre o ursinho e a ovelha. Durante algum tempo, ela deixou o ursinho e a ovelha juntos no sofá, perto de onde a mãe estava sentada. Obviamente, continuei minha consulta com a mãe e pude perceber que Diana continuava interessada no que dizíamos, fazendo isso com uma parte de si mesma, a parte que se identifica com adultos e atitudes adultas.

Durante a brincadeira, Diana decidiu que esses dois personagens eram seus filhos. Ela os colocou debaixo da roupa, como se estivesse grávida deles. Depois de um período de gravidez, anunciou que eles nasceriam, mas que "não seriam gêmeos". Ela deixou claro que a ovelha deveria nascer antes e o ursinho, só depois. Terminado o parto, ela colocou os dois recém-nascidos em uma cama improvisada no chão e os cobriu. Primeiro,

3. O BRINCAR: PROPOSIÇÃO TEÓRICA

pôs um em cada ponta, dizendo que se estivessem próximos eles iriam brigar. Eles poderiam "se encontrar no meio da cama, debaixo das cobertas, e acabar brigando". Então ela os colocou juntos na cama, para dormirem lado a lado pacificamente. Na sequência, pegou diversos brinquedos em um balde e algumas caixas. No chão, em torno da cabeceira da cama, ela organizou os brinquedos e brincou com eles; a brincadeira foi ordenada e diversos temas foram desenvolvidos, cada um de maneira independente do outro. Interferi novamente com uma ideia. Eu disse: "Olha só! Você colocou no chão, perto da cabeça dos bebês, os sonhos que eles estão tendo enquanto dormem". Essa ideia a intrigou e ela começou a desenvolver vários temas, como se fossem os sonhos dos bebês. Tudo isso deu à mãe e a mim o tempo de que tanto necessitávamos para continuar com nosso trabalho. Mais ou menos nesse momento, a mãe estava chorando, muito abalada, e Diana olhou para cima por um instante, prestes a ficar ansiosa. Eu disse a ela: "Sua mãe está chorando porque está pensando em seu irmão, que está doente". Isso tranquilizou a menina, já que era uma afirmação direta e realista. Ela disse "buraco no coração" e voltou a sonhar os sonhos dos bebês para eles.

Diana não estava ali para uma consulta nem precisava de nenhuma ajuda especial. Ela estava brincando comigo e consigo mesma e, ao mesmo tempo, estava envolvida na situação da mãe. Era possível perceber que esta sentira necessidade de trazer a menina porque o confronto direto comigo lhe causava grande ansiedade, devido aos seus sentimentos perturbadores por ter um filho doente. Mais tarde, a mãe veio à consulta sozinha, pois não precisava mais da distração oferecida pela criança.

Quando, em outra ocasião, recebi a mãe sozinha, tivemos oportunidade de conversar sobre o que acontecera quando a vi acompanhada de Diana, e ela acrescentou um detalhe importante: que o pai de Diana explora a precocidade dela e demonstra gostar mais dela quando a menina se comporta como uma pequena adulta. O material exibe uma propensão ao desenvolvimento prematuro do ego, uma identificação com a mãe e uma participação nos problemas desta gerados pela doença e anormalidade do filho.

Observando em retrospectiva o que ocorreu, posso dizer que Diana se preparou antes de vir, embora a consulta não tivesse sido marcada para ela. Com base no que a mãe me disse, pude ver que a menina havia se organizado para o contato comigo, como se soubesse que estava indo ao psicoterapeuta. Antes de sair, ela havia pegado o primeiro de seus ursinhos e também seu objeto transicional descartado. Não chegara a trazer o último, mas tinha vindo preparada para organizar uma espécie de experiência regressiva de suas atividades de brincar. Ao mesmo tempo, a mãe e eu estávamos observando a capacidade de Diana de se identificar com a mãe não apenas em relação à gravidez, mas também em relação à responsabilidade pelos cuidados com o irmão.

Assim como no caso de Edmund, aqui o brincar servia como um tipo de autocura. Em ambos os casos, o resultado era comparável ao de uma sessão psicoterapêutica, na qual a história seria pontuada pelas interpretações do terapeuta. Um psicoterapeuta talvez preferisse não brincar diretamente com Diana, como quando comentei que o ursinho havia dito alguma coisa ou quando disse o que disse sobre os sonhos dos bebês de Diana serem encenados no chão. Mas essa disciplina autoimposta poderia ter eliminado parte da criatividade da experiência de brincar de Diana.

3. O BRINCAR: PROPOSIÇÃO TEÓRICA

Escolhi esses dois exemplos simplesmente porque foram dois casos consecutivos que recebi na mesma manhã em minha clínica, justamente quando estava escrevendo o artigo em que este capítulo se baseia.

TEORIA DA BRINCADEIRA

É possível descrever uma sequência de relações ligadas ao processo de desenvolvimento e ver a que lugar pertence a brincadeira.

A) Bebê e objeto estão fundidos um com o outro. A visão que o bebê tem do objeto é subjetiva e a mãe tende a tornar real aquilo que o bebê está pronto a encontrar.
B) O objeto é repudiado, aceito de novo e objetivamente percebido. Esse processo complexo depende profundamente da presença de uma mãe ou da figura materna preparada para participar e devolver o que é abandonado.

Isso significa que a mãe (ou parte da mãe) oscila entre ser aquilo que o bebê tem a capacidade de encontrar e (alternativamente) ser ela própria, à espera de ser encontrada.

Se a mãe é capaz de desempenhar esse papel ao longo de determinado período, sem admitir nenhum impedimento (por assim dizer), o bebê terá alguma *experiência* de controle mágico, ou seja, ele experimentará o que chamamos de "onipotência" na descrição de processos intrapsíquicos (ver Winnicott, 1962).

No estado de confiança que surge quando a mãe consegue se sair bem nessa difícil tarefa (ausente quando ela não consegue), o bebê começa a desfrutar das experiências baseadas no "casamento" entre a onipotência dos processos intrapsíquicos e o controle que ele exerce sobre o real. A confiança na mãe representa um playground intermediário, a partir de onde se origina a ideia de mágica, uma vez que o bebê tem determinada *experiência* de onipotência. Isso tudo está intimamente relacionado à obra de Erikson sobre a formação da identidade (Erikson, 1956). Refiro-me a isso como um playground porque é aqui que a brincadeira começa. O playground representa um espaço potencial entre a mãe e o bebê ou que une mãe e bebê.

A brincadeira é extremamente excitante. Mas, que fique claro, *ela não é primariamente excitante porque os instintos estão envolvidos*! O brincar, na realidade, se baseia na precariedade do interjogo entre a realidade psíquica pessoal e a experiência de controle de objetos reais. Essa é a precariedade da própria magia, a magia advinda da intimidade, de um relacionamento que mostra ser confiável. Para ser confiável, o relacionamento deve ser motivado pelo amor materno, pelo amor-ódio nutrido pela mãe ou pela relação de objeto, e não pelas formações reativas. Quando um paciente é incapaz de brincar, o terapeuta deve se concentrar nesse sintoma principal, antes de interpretar fragmentos de comportamento.

c) O estágio seguinte é estar sozinho mesmo na presença de alguém. A criança agora brinca partindo da premissa de que a pessoa que ela ama e que, portanto, é confiável está imediatamente disponível e continua a estar disponível sempre que é lembrada após ter sido esquecida. Essa pessoa é percebida como alguém que reflete o que acontece no brincar.[3]

---

[3] Abordei um aspecto mais sofisticado dessas experiências no artigo "The Capacity to Be Alone" (1958b).

D) A criança começa agora a se preparar para o próximo estágio, que consiste em permitir e desfrutar uma superposição entre duas áreas do brincar. Na primeira, naturalmente, é a mãe que brinca com o bebê, ainda que tome muito cuidado para se adaptar às atividades de brincar dele. Entretanto, cedo ou tarde a mãe passa a incluir seu próprio brincar, revelando que os bebês variam amplamente de acordo com sua capacidade de apreciar ou não a introdução de ideias novas que não são suas.

Dessa maneira, o caminho está preparado para que um brincar comum ocorra no interior de um relacionamento.

Ao observar os artigos que indicam o desenvolvimento de meu próprio pensamento e de minha compreensão, posso ver que meu interesse atual na brincadeira como parte de um relacionamento de confiança que pode ser desenvolvido entre o bebê e a mãe sempre fez parte de minha técnica de consulta, como podemos observar a seguir, em um exemplo retirado de meu primeiro livro (Winnicott, 1931). Dez anos depois, elaborei esse conceito no artigo "A observação de bebês numa situação padronizada" (Winnicott, 1941).

> CASO ILUSTRATIVO. Uma menina foi atendida pela primeira vez em um hospital aos seis meses, com gastroenterite infecciosa moderadamente grave. Era primogênita e mamava no peito. Apresentara tendência a prisão de ventre até os seis meses.
>
> Aos sete meses, voltou ao hospital porque não dormia e chorava muito. Ela se sentia mal depois de se alimentar e não gostava de mamar no peito. Precisou de complemento alimentar e o desmame ocorreu após poucas semanas.

Aos nove meses, ela teve uma convulsão e isso passou a se repetir ocasionalmente, em geral às cinco da manhã, quinze minutos depois de acordar. As convulsões afetavam os dois lados do corpo e duravam cinco minutos.

Aos onze meses, as convulsões se tornaram frequentes. A mãe descobriu que podia evitá-las quando conseguia distrair a filha. Certo dia, ela precisou fazer isso quatro vezes. A bebê havia se tornado irritadiça, assustando-se com qualquer barulho. Ela teve uma crise de convulsões enquanto dormia. Em alguns casos, a menina mordia a língua, em outros tinha incontinência urinária.

Ao completar um ano de idade, ela tinha quatro ou cinco crises por dia. Notou-se que, algumas vezes, ela se sentava depois de comer, se debruçava e desmaiava. Tomava suco de laranja e depois desmaiava. Bastava que se sentasse no chão para ter uma convulsão. Certa manhã, teve uma convulsão ao acordar, voltando a dormir na sequência; depois, despertou de novo e teve outra convulsão. Nessa época, as convulsões passaram a ser acompanhadas de um desejo súbito de dormir, mas, mesmo quando o problema se agravou, a mãe conseguia distrair a bebê e, desse modo, interromper a convulsão ainda no início. Naquele momento, fiz a seguinte anotação: "Ao ser colocada no meu colo, a criança chorava sem parar, mas não demonstrou hostilidade. Ela puxou minha gravata de maneira descuidada enquanto chorava. Depois de ser devolvida à mãe, a bebê não demonstrou interesse na mudança e continuou a chorar, chorando com ainda mais força, enquanto era vestida e mesmo ao ser levada para fora do prédio".

Na época, presenciei uma convulsão que foi marcada por fases tônicas e clônicas, seguidas de sono. A criança tinha de quatro a cinco crises diárias e chorava o tempo todo, embora dormisse à noite.

3. O BRINCAR: PROPOSIÇÃO TEÓRICA

Exames cuidadosos não revelaram nenhum sinal de doença física. Durante o dia, a menina recebia doses de brometo, conforme a necessidade.

Durante uma consulta, a criança ficou no meu colo enquanto eu a observava. Ela fez uma tentativa sorrateira de morder a articulação do meu dedo. Três dias depois, ela se sentou novamente no meu colo. Mordeu meus dedos três vezes com tanta força que quase me cortou. Então, brincou de jogar espátulas no chão sem parar por quinze minutos. Durante todo esse tempo, ela chorava como se estivesse realmente muito triste. Dois dias depois, sentou-se de novo no meu colo por meia hora. Nos dois dias anteriores, ela havia tido quatro convulsões. De início, ela chorou como de costume. Mais uma vez, mordeu meus dedos com força, mas dessa vez sem demonstrar arrependimento. Em seguida, ela brincou de morder e jogar espátulas no chão; *mas, enquanto estava sentada em meu colo, tornou-se capaz de sentir prazer em brincar*. Após algum tempo, ela levou as mãos até os dedos dos pés, e tirei seus sapatos e meias. O resultado foi um período de experimentação que absorveu toda a sua atenção. Ela parecia estar descobrindo e experimentando repetidamente – e com enorme satisfação – que, enquanto as espátulas podiam ser levadas à boca, jogadas fora e perdidas, os dedos dos pés não podiam ser arrancados.

Quatro dias mais tarde, a mãe voltou e disse que desde a última consulta a bebê era "uma criança diferente". Não apenas não tivera convulsões como estava dormindo bem durante a noite – feliz o dia todo, sem precisar de brometo. Após onze dias, a melhora se confirmou e o remédio se tornou desnecessário; sem que a filha apresentasse convulsões por catorze dias, a mãe pediu a alta médica dela.

Visitei a criança um ano mais tarde e descobri que, desde a última consulta, ela não havia apresentado nenhum outro sintoma. Encontrei uma criança completamente saudável, feliz, inteligente, amigável, brincalhona e livre de ansiedades comuns.

Psicoterapia

Aqui, nessa área em que o brincar da criança e o brincar de outra pessoa se sobrepõem, surge a oportunidade de introduzir enriquecimentos. O professor visa ao enriquecimento. Por outro lado, o terapeuta se preocupa especificamente com os processos de crescimento pessoal da criança, assim como com a eliminação dos bloqueios do desenvolvimento que podem se tornar evidentes. Foi a teoria psicanalítica que permitiu a compreensão desses bloqueios. Ao mesmo tempo, seria limitado supor que a psicanálise seja a única maneira de fazer uso terapêutico do brincar infantil.

É bom lembrar que o brincar é, por si só, uma terapia. Permitir que as crianças brinquem é, em si mesmo, uma forma de psicoterapia com aplicação imediata e universal e inclui o estabelecimento de uma atitude social positiva em relação ao brincar. Essa atitude contempla o reconhecimento de que o brincar pode sempre se tornar assustador. Os jogos e sua organização devem ser vistos como parte de uma tentativa de se adiantar ao aspecto assustador da brincadeira. Um responsável deve estar por perto enquanto a criança brinca; mas isso não quer dizer que precise participar do brincar infantil. Quando um organizador se faz necessário para gerenciar a brincadeira, isso indica que a criança, ou o grupo de crianças, é incapaz de brincar no sentido criativo que dou ao termo neste texto.

3. O BRINCAR: PROPOSIÇÃO TEÓRICA

Para mim, é fundamental destacar que o brincar é uma experiência, uma experiência sempre criativa, uma experiência no continuum espaço-tempo, uma forma básica de viver.

A precariedade da brincadeira se deve ao fato de estar sempre no limiar teórico entre o subjetivo e aquilo que é objetivamente apreendido.

Meu propósito aqui é simplesmente relembrar que o brincar das crianças contém tudo, embora o psicoterapeuta trabalhe com o material, o conteúdo do brincar. Naturalmente, uma constelação mais precisa se manifesta com hora marcada e em ambiente profissional do que se apresentaria em uma experiência atemporal no chão de casa (ver Winnicott, 1941); entretanto, é mais fácil compreender o trabalho que realizamos quando reconhecemos que a base do que fazemos é o brincar do paciente, uma experiência criativa que ocupa um tempo e um espaço e é intensamente real para ele.

Além disso, essa observação nos ajuda a compreender como uma psicoterapia profunda pode ser feita sem um trabalho interpretativo. Um bom exemplo disso é a obra de Axline (1947), de Nova York. Seu trabalho em psicoterapia é de grande relevância para nós. Atribuo valor especial à obra de Axline porque ela ajuda a confirmar meu argumento acerca do que chamo de "consultas terapêuticas". Para mim, o momento mais significativo é aquele em que *a criança se surpreende consigo mesma*, e não o momento em que faço uma interpretação perspicaz (Winnicott, 1971).

A interpretação feita sem que o material esteja maduro é doutrinação e produz submissão (Winnicott, 1960a). O corolário disso é que a resistência surge da interpretação feita fora da área de sobreposição do brincar em comum do paciente e do analista. Quando o paciente não tem capacidade de brincar, a interpretação simplesmente não tem utilidade ou causa confusão. Quando existe um brincar mútuo, a interpretação feita de acordo com os princípios psicanalíticos estabelecidos dá continuidade ao trabalho terapêutico. *Para que a psicoterapia possa acontecer, esse brincar deve ser espontâneo, não submisso nem condescendente.*

Resumo

A) Para que se chegue à ideia do brincar, é importante pensar na *preocupação* que caracteriza o brincar da criança pequena. O conteúdo é irrelevante. O que importa é o estado de quase desconexão, análogo à *concentração* de crianças mais velhas e de adultos. Enquanto brinca, a criança ocupa uma área que não pode ser facilmente abandonada e que também não admite intrusões com facilidade.

B) Essa área do brincar não é a realidade psíquica interna. Ela é externa ao indivíduo, mas não é o mundo externo.

C) Quando está nessa área do brincar, a criança reúne objetos ou fenômenos da realidade externa e os coloca a serviço de uma amostra derivada da realidade interna, ou pessoal. Sem alucinar, a criança produz uma amostra de potencial onírico e vive com ela dentro de um ambiente composto de fragmentos da realidade externa.

D) Ao brincar, a criança manipula fenômenos externos e os coloca a serviço do sonho, atribuindo a esses fenômenos significado onírico e sentimento.

E) Existe uma evolução direta dos fenômenos transicionais para o brincar, do brincar para o brincar compartilhado e, em seguida, para as experiências culturais.

F) Brincar supõe confiança e pertence ao espaço potencial entre (o que era a princípio) o bebê e a figura materna, com

3. O BRINCAR: PROPOSIÇÃO TEÓRICA

o bebê em estado de dependência quase absoluta, e a função adaptativa da figura materna é dada como certa pelo bebê.
G) Brincar envolve o corpo:
   I   graças à manipulação de objetos;
   II uma vez que determinados tipos de interesse intenso estão associados a certos aspectos da excitação física.
H) A excitação física em zonas erógenas representa uma ameaça constante ao brincar e, portanto, à noção infantil da existência como pessoa. Os instintos são a principal ameaça ao brincar e ao ego; na sedução, alguma agência externa explora os instintos da criança e ajuda a aniquilar nesta o senso de existência como unidade autônoma, tornando o brincar impossível (ver Khan, 1964).
I) *O brincar é essencialmente prazeroso.* Isso vale mesmo quando leva a um alto grau de ansiedade. Existe, entretanto, um grau de ansiedade insuportável que destrói o brincar.
J) O elemento prazeroso do brincar traz consigo a implicação de que o despertar do instinto não é excessivo; após certo ponto, esse despertar deve levar:
   I   ao clímax;
   II   ao clímax frustrado e a um sentimento de confusão mental e desconforto físico que apenas o tempo pode reparar;
   III ao clímax alternativo (como na provocação de uma reação social ou dos pais, raiva etc.).
   Pode-se dizer que o brincar chega ao próprio ponto de saturação, a qual se refere à capacidade de conter experiência.
K) O brincar é inerentemente excitante e precário. Essa característica *não* deriva do despertar do instinto, mas da precariedade que pertence ao interjogo, na mente da criança, entre aquilo que é subjetivo (a quase alucinação) e o que é objetivamente percebido (a realidade concreta ou compartilhada).

4

O BRINCAR: ATIVIDADE CRIATIVA
E A BUSCA DO SELF

Discutirei agora uma característica importante do brincar: é no brincar, e talvez apenas no brincar, que a criança ou o adulto têm liberdade para ser criativos. Essa consideração surge em minha mente como evolução do conceito de fenômenos transicionais e leva em conta a parte difícil de minha teoria dos objetos transicionais, que é a existência de um paradoxo que deve ser aceito, tolerado e não resolvido.

Outro detalhe teórico relevante está relacionado com a localização do brincar, tema que desenvolvi nos capítulos 3, 7 e 8. Embora a realidade psíquica interior ocupe um espaço na mente, na barriga, na cabeça ou em algum outro lugar dentro dos limites da personalidade individual e a realidade exterior se localize fora desses limites, o ponto mais importante desse conceito é o fato de que o brincar e a experiência cultural podem ter uma localização própria, caso utilizemos o conceito de espaço potencial entre a mãe e o bebê. Devemos reconhecer que, no desenvolvimento de inúmeros indivíduos, o terceiro espaço potencial entre mãe e bebê é extremamente relevante, de acordo com as experiências da criança ou do

4. O BRINCAR: ATIVIDADE CRIATIVA E A BUSCA DO SELF

adulto em questão. Voltarei a me referir a essas ideias no capítulo 5, no qual chamo a atenção para a impossibilidade de descrever o desenvolvimento emocional do indivíduo em termos estritamente individuais, embora em algumas áreas – e essa é uma delas, talvez a principal – o comportamento do ambiente seja parte do desenvolvimento pessoal do próprio indivíduo, devendo, portanto, ser levado em consideração. Como psicanalista, creio que essas ideias afetam o que faço em análise, ainda que sem alterar minha adesão às características fundamentais da psicanálise que ensinamos aos nossos alunos e que oferecem um denominador comum para o ensino da psicanálise nos termos que acreditamos ser derivados da obra de Freud.

Não tenho intenção de me envolver na comparação entre psicoterapia e psicanálise nem busco definir esses dois processos de maneira a traçar uma linha clara de demarcação entre as duas. Para mim, o princípio geral que me parece válido é de que *a psicoterapia ocorre na intersecção entre duas áreas do brincar: a do paciente e a do terapeuta*. Se o terapeuta é incapaz de brincar, ele não está apto para o trabalho. Se o paciente é incapaz de brincar, algo precisa ser feito para que se torne capaz disso, e só então a psicoterapia pode começar. O brincar é essencial porque é nele que o paciente pode ser criativo.

A BUSCA PELO SELF

Neste capítulo, debruço-me sobre a busca pelo self e volto a afirmar que determinadas condições são necessárias para que essa busca seja bem-sucedida. Essas condições estão ligadas ao que geralmente chamamos de criatividade. É no brincar, e apenas no brincar, que a criança ou o adulto conseguem ser criativos e utilizar toda a sua personalidade, e somente sendo criativo o indivíduo pode descobrir o self.

(Assim, pode-se concluir que a comunicação só é possível por meio do brincar, com exceção da comunicação direta, que pertence à psicopatologia ou a uma imaturidade extrema.)

No trabalho clínico, é comum deparar com pessoas que precisam de ajuda ou que estão em busca do self e tentam encontrar a si mesmas nos produtos de suas experiências criativas. Contudo, para ajudar esses pacientes devemos saber mais sobre a própria noção de criatividade. É como se observássemos um bebê em seus estágios iniciais e déssemos um salto adiante, até o momento em que essa criança busca moldar algo a partir das fezes ou de alguma substância com textura fecal. Esse tipo de criatividade é válido e amplamente compreendido, mas ainda é preciso realizar um estudo da criatividade como característica da vida e do viver total. Creio que a busca pelo self com base no que se pode criar com dejetos é uma empreitada interminável e fadada ao fracasso.

Na busca pelo self, a pessoa interessada pode ter produzido algo de valor em termos artísticos. Entretanto, um artista bem-sucedido pode ser universalmente aclamado e, ainda assim, não ter encontrado o self que procurava. O self não pode ser encontrado naquilo que se cria a partir dos produtos do corpo ou da mente, por mais relevantes que esses constructos possam ser do ponto de vista estético, técnico ou do impacto que causam. Se o artista está procurando o self (independentemente do meio), pode-se dizer que ele já falhou em algum grau no campo do viver criativo. A criação finalizada jamais resolve a falta subjacente do sentimento de self.

Antes de prosseguir no desenvolvimento dessa ideia, devo abordar um segundo tema, que, embora relacionado ao pri-

4. O BRINCAR: ATIVIDADE CRIATIVA E A BUSCA DO SELF

meiro, exige tratamento distinto. Trata-se do fato de que a pessoa que tentamos ajudar pode ter a expectativa de se sentir curada com nossas explicações. A pessoa pode dizer: "Entendo o que você quer dizer; eu sou eu mesma quando me sinto criativa e quando faço gestos criativos, e agora essa busca chegou ao fim". Na prática, essa não parece ser uma boa descrição do que realmente acontece. Nesse tipo de trabalho, sabemos que até as explicações corretas são ineficazes. A pessoa que tentamos ajudar precisa de uma nova experiência em um *setting* especializado. Essa experiência é a busca de um estado sem propósito, uma espécie de "ponto morto" da personalidade não integrada. Chamei isso de amorfia na descrição de um caso (capítulo 2).

É preciso levar em consideração se o *setting* em que o indivíduo opera é ou não confiável. Assim, encaramos a necessidade de diferenciar a atividade proposital e a alternativa do ser não proposital. Isso se relaciona com Balint (1968) e sua formulação da regressão benigna e maligna (ver também Khan, 1969).

Busco me referir aos elementos essenciais que tornam o relaxamento possível. Em termos de associação livre, isso significa que o paciente no divã ou a criança entre os brinquedos no chão do consultório precisam ter a liberdade de comunicar uma sequência de ideias, pensamentos, impulsos e sensações que não se conectam – a não ser de maneira neurológica ou fisiológica, além de qualquer possibilidade de detecção. Em outras palavras: sempre que existirem intenção, ansiedade ou falta de confiança baseada na necessidade de defesa, o analista será capaz de reconhecer e apontar a conexão (ou as múltiplas conexões) entre os diversos componentes do material da associação livre.

No relaxamento que pertence à confiança e à aceitação da confiabilidade profissional do *setting* terapêutico (seja do ponto de vista analítico, psicoterapêutico, arquitetônico, de serviço social etc.), há espaço para a noção de sequências de pensamentos não relacionados, que devem ser encaradas dessa maneira pelo terapeuta, sem presumir que exista uma linha de sentido (ver Milner, 1957, especialmente o apêndice, pp. 148-63).

O contraste entre essas duas condições relacionadas pode ser mais bem ilustrado se pensarmos em um paciente que consegue descansar depois do trabalho, mas *é incapaz de alcançar um estado de relaxamento a partir do qual possa elaborar qualquer coisa criativa*. De acordo com essa teoria, a livre associação que revela um tema coerente já foi afetada pela ansiedade, e a coesão de ideias é uma organização defensiva. Talvez seja necessário aceitar que existem pacientes que, em determinados momentos, precisam que o terapeuta perceba o *nonsense* próprio ao estado mental do indivíduo em repouso, sem mesmo que o paciente precise comunicar esse sem sentido, ou seja, sem que o paciente organize o sem sentido. O sem sentido organizado é, por si só, uma defesa, assim como o caos organizado representa a recusa do caos. O terapeuta que não consegue realizar essa comunicação se empenha na busca fútil por algum tipo de organização do sem sentido e, por consequência, o paciente se vê forçado a deixar a área do sem sentido, já que não consegue comunicá-lo. Uma oportunidade de repouso foi perdida devido à necessidade que o terapeuta teve de encontrar sentido onde este não existe. O paciente não pôde repousar por causa de um fracasso na provisão ambiental, desfazendo o senso de confiança. Sem perceber, o terapeuta abandonou seu papel profissional, pois se esforçou exageradamente para ser um analista perspicaz e encontrar ordem onde há apenas caos.

É possível que esses temas se reflitam nos dois tipos de sono, muitas vezes chamados de REM e NREM (movimento rápido dos olhos e movimento não rápido dos olhos, nas siglas em inglês).

Para desenvolver o que tenho a dizer, utilizarei a seguinte sequência:

A) relaxamento em condições de confiança baseadas na experiência;
B) atividade criativa, física e mental manifestada durante a brincadeira;
C) a somatória dessas experiências formando a base para um sentimento de self.

A somatória ou reverberação depende do que o terapeuta (ou amigo) de confiança – que recebeu a comunicação (indireta) – devolve ao indivíduo. Nessas condições altamente especializadas, o indivíduo consegue se formar e existir como unidade, e não como uma defesa contra a ansiedade, mas como uma expressão do EU SOU, eu estou vivo, eu sou eu mesmo (Winnicott, 1962). A partir dessa posição, tudo é criativo.

CASO ILUSTRATIVO

Desejo utilizar o material dos registros de uma mulher que está se tratando comigo e se consulta uma vez por semana. Antes de vir até mim, ela havia feito um tratamento por seis anos, com cinco consultas semanais, mas acreditava que precisava de sessões sem hora para acabar, o que eu só seria capaz de fazer uma vez por semana. Em pouco tempo, definimos que as sessões teriam três horas de duração e, mais tarde, reduzimos para duas horas.

Se eu conseguir descrever corretamente uma sessão, o leitor perceberá que durante longos períodos evito fazer interpretações e, em muitos casos, fico em silêncio total. Essa disciplina rígida trouxe bons resultados. Fiz anotações porque isso me ajuda com as consultas que ocorrem apenas uma vez por semana e percebi que tomar notas não atrapalhava o trabalho nesse caso. Além disso, com frequência alivio a mente ao anotar interpretações que não comunico à paciente. Minha recompensa por não comunicar essas interpretações é ver que a paciente chega às mesmas interpretações, talvez uma ou duas horas depois.

Minha descrição representa um apelo para que todos os terapeutas permitam que o paciente desenvolva a capacidade de brincar, ou seja, de ser criativo no trabalho analítico. A criatividade do paciente pode ser roubada com muita facilidade por um terapeuta que sabe demais. Naturalmente, não importa o quanto ele de fato sabe, desde que consiga esconder esse conhecimento ou evite anunciar o que sabe.

Tentarei demonstrar como me sinto ao trabalhar com essa paciente. Entretanto, devo pedir ao leitor a mesma paciência que precisei ter durante o trabalho.

> EXEMPLO DE UMA SESSÃO. Primeiro, alguns detalhes biográficos e organizações de caráter prático – sobre o sono, que é prejudicado quando ela fica agitada, livros que ajudam a dormir, um assustador e um que faz bem; cansada, mas agitada, portanto inquieta; batimentos cardíacos acelerados, como agora. Depois, algumas dificuldades sobre comida: "Quero poder comer *quando sinto fome*". (Comida e livros parecem ser equiparados nessa fala desconexa.)
>
> "Quando tocou a campainha, você percebeu, espero, que eu estava muito louca [exaltada]."

Respondi: "Suponho que sim".
Descrição de uma fase de melhora meio falsa.
"Mas eu sabia que não estava bem."
"Tudo parece tão esperançoso até eu me dar conta disso..."
"Depressão e sentimentos assassinos, essa sou eu, e sou eu, mesmo quando estou alegre."
(*Meia hora se passou. A paciente ficou afundada na cadeira, sentada no chão, perambulando pela sala.*)
Uma descrição longa e lenta de atributos positivos e negativos de uma caminhada que ela havia feito.
"Parece que não consigo SER totalmente – como se não fosse eu realmente olhando – uma tela – observando através de óculos – o olhar imaginativo não está lá. Trata-se apenas de doutrina a ideia do bebê imaginando o seio? No tratamento que fiz antes, um avião passou no céu quando eu voltava para casa depois de uma sessão. No dia seguinte, eu disse ao analista que, de repente, eu havia imaginado que eu *era o avião, voando lá no alto. Então ele caiu no chão*. O terapeuta disse: 'É isso que acontece quando você se projeta nas coisas e isso causa um acidente interno'."[1]
"É difícil lembrar – não sei se está certo –, eu realmente não sei o que quero dizer. É como se houvesse uma confusão dentro de mim e tudo não passasse de um acidente."
(*Quarenta e cinco minutos se passaram.*)
Ela se distraiu olhando pela janela ao lado da qual estava parada, observando um pardal que bicava um pedaço de pão e que, repentinamente, "levou a migalha para o ninho ou para algum outro lugar". Então: "Ah, de repente me lembrei de um sonho".

---

[1] Não tenho como conferir a veracidade do relato acerca da interpretação do analista anterior.

O SONHO. "Uma estudante ficava trazendo imagens que ela mesma havia desenhado. Como eu poderia dizer que os desenhos não estavam melhorando? Eu pensei que se me permitisse ficar sozinha e me encontrar com a minha depressão... é melhor eu parar de olhar os pardais – não consigo pensar."

(*Agora ela estava no chão, com a cabeça repousada sobre uma almofada na cadeira.*)

"Eu não sei... mas, veja bem, tem de haver algum tipo de melhora." (Detalhes de sua vida exibidos na ilustração.) "É como se não existisse um EU de verdade. Um livro horrível do começo da adolescência chamado *Returned Empty* [Devolvido vazio]. É assim que eu me sinto."

(*Uma hora já havia se passado.*)

Ela continuou falando sobre o uso de poesia – recitou um poema de Christina Rossetti: "Passing Away" [Falecendo].

"Minha vida acaba como um botão em flor seco." Voltou-se para mim e disse: "Você levou meu Deus embora!".

(*Pausa longa.*)

"Estou despejando em você tudo o que aparece. Nem sei sobre o que falei. Eu não sei... sei não..."

(*Pausa longa.*)

(*Olhando novamente pela janela. Então, cinco minutos de silêncio absoluto.*)

"Estou à deriva, como as nuvens."

(*Cerca de uma hora e meia se passou.*)

"Sabe quando contei sobre a pintura que fiz no chão com os dedos e que me deixou muito assustada? Eu não posso pintar com os dedos. Vivo numa confusão. O que devo fazer? De que adianta eu me *obrigar* a ler ou pintar? [Suspiros.] Eu não sei... veja bem, acho que não gosto da sujeirada que fica nas mãos quando pinto com os dedos."

(*Cabeça recostada na almofada outra vez.*)
"Eu detesto entrar nesta sala."
(*Silêncio.*)
"Sei lá. Sinto que não tenho importância."
Exemplos esparsos de como lido com ela, dando a entender que ela não tem importância.
"Eu vivo pensando que apenas dez minutos podem ter custado minha vida toda." (Em referência ao trauma original que ainda não havia sido especificado, mas que era elaborado o tempo todo.)
"Imagino que uma ferida precise ser repetida muitas vezes para que seus efeitos sejam tão profundos."
Descrição de seu ponto de vista a respeito de diversos momentos de sua própria infância – como sempre tentava se sentir relevante, buscando agir de acordo com o que acreditava ser esperado dela. Citação adequada do poeta Gerard Manley Hopkins.
(*Pausa longa.*)
"Ser irrelevante é uma sensação desesperadora. Eu não importo... Deus não existe e eu não importo. Imagine só, uma garota me mandou um cartão-postal quando saiu de férias."
Eu disse: "Como se você fosse importante para ela".
Ela: "Talvez".
Eu disse: "Mas você não é relevante para ela nem para nenhuma outra pessoa".
Ela: "Acho que você pode perceber que preciso descobrir se existe alguém assim [*para quem* eu seja importante], alguém que seja importante para mim, alguém que seja capaz de receber, de fazer contato com aquilo que meus olhos viram e meus ouvidos ouviram. Talvez seja melhor desistir, eu não vejo como... eu não...". (*Chorando no chão, com o corpo debruçado sobre a almofada da cadeira.*)

> (*Nesse momento, ela se recompôs de várias maneiras muito próprias e se ajoelhou.*)
> "Sabe, hoje eu realmente não consegui fazer contato com você." Resmunguei afirmativamente.

Eu diria que, até o momento, o material era de natureza motora e de um brincar sensorial desorganizado, ou amorfo (ver p. 64), a partir do qual surgira a experiência do desespero e do choro.

> Ela prosseguiu: "É como duas pessoas em outra sala se encontrando pela primeira vez. Conversas educadas, todos sentados em suas cadeiras de encosto alto".
> (*Durante a sessão com essa paciente, eu estava sentado em uma cadeira de encosto alto.*)
> "Eu odeio isso. Me deixa enjoada. Mas não importa, porque sou só eu."
> Mais exemplos de como meu comportamento indica que, como se trata apenas dela, então não importa etc.
> (*Pausa, suspirando para indicar um sentimento de desesperança e de insignificância.*)
> (*Consecução; isto é, depois de quase duas horas.*)

Agora, surgiu uma mudança clínica. Pela primeira vez durante essa sessão *a paciente parecia estar na sala comigo*. Essa foi uma sessão extra que dei para ela porque tive que faltar em nosso horário convencional.

> Ela afirmou, como se estivesse dirigindo o comentário a mim: "Fico feliz por você saber que eu precisava desta sessão".
> O material falava agora sobre ódios específicos, e ela procurou as canetinhas hidrográficas coloridas que sabia que eu

tinha. Então pegou um pedaço de papel e a canetinha *preta* e fez um cartão para comemorar seu aniversário, que ela chamou de seu "Dia da Morte".
Nesse momento, ela estava muito presente comigo na sala. Aqui, omito detalhes de uma série de observações sobre o presente, todas impregnadas de ódio.
(*Pausa*.)
Ela passou a refletir sobre a sessão.
"O problema é que não consigo me lembrar do que disse para você – ou será que estava falando comigo mesma?"

INTERVENÇÃO INTERPRETATIVA. Nesse momento, fiz uma interpretação: "Todas as coisas acontecem e se vão. Essas são as incontáveis mortes que você morreu. Mas, se alguém estiver lá para contar a você o que aconteceu, então todos os detalhes encarados dessa maneira passam a fazer parte de você e não morrem mais".[2]
Ela então pegou um pouco de leite e perguntou se podia beber.[3]
"Beba tudo", eu disse.
Ela disse: "Eu lhe contei...?". (Então relatou sentimentos e atividades positivas que, para ela, seriam uma evidência de que ela era real e vivia no mundo concreto.) "Acho que estabeleci algum contato com essas pessoas... embora alguma coisa aqui..."

---

2 Ou seja, o sentimento de self surge a partir de um estado não integrado que, entretanto, por definição não pode ser observado ou recordado pelo indivíduo e que é perdido a menos que seja observado e comunicado por uma pessoa de confiança, que justifique essa confiança e atenda à dependência.
3 Nessa sessão de análise, uma chaleira, um fogareiro, café, chá e certo tipo de biscoito estão sempre à disposição.

(*Voltou a chorar, reclinando-se sobre a cadeira.*) "Cadê você? Por que sou tão solitária?... Por que deixei de ser importante?"

Nesse ponto, surgiram lembranças de infância relevantes sobre presentes de aniversário e sua importância, assim como experiências positivas e negativas ligadas a aniversários.

Omito muita coisa nesse ponto, já que, para que as informações fossem inteligíveis, eu teria que expor muitos fatos concretos que são desnecessários para esse relato. Tudo isso levava a uma zona neutra, com ela fisicamente presente, mas realizando uma atividade com resultado indeterminado.

"Eu acho que não... acho que desperdicei uma sessão."

(*Pausa.*)

"Sinto que vim me encontrar com uma pessoa, mas ela não veio."

Nesse ponto, passei a estabelecer conexões com o fato de que ela se esqueça das coisas a todo momento e com a necessidade de que os detalhes lhe fossem remetidos de volta, levando em conta o fator temporal em ação. Devolvi a ela o que ela estava dizendo, optando por falar primeiro a respeito do nascimento (por causa do aniversário-dia da morte) e depois a respeito do meu comportamento, de como estava dando indícios de que não era importante para mim.

Ela prosseguiu: "Sabe, às vezes tenho a impressão de que eu nasci... [*entra em colapso*]. Eu queria que isso nunca tivesse acontecido! Esse sentimento toma conta de mim – não é como a depressão".

Eu disse: "Se você nunca tivesse existido, estaria tudo bem".

Ela: "Mas o que é tão terrível é essa existência negativada! Nunca houve um momento em que pensei: como é bom ter nascido! Sempre penso que teria sido melhor se eu nem tivesse

4. O BRINCAR: ATIVIDADE CRIATIVA E A BUSCA DO SELF

nascido – quem sabe? Eu não sei, mas talvez seja um ponto: será que não existe nada quando a pessoa não nasce ou existe uma almazinha esperando para ser colocada em um corpo?".

Nesse ponto, ocorreu uma mudança de atitude, indicando que ela começava a aceitar minha existência.

"Eu nunca deixo você falar!"

Eu disse: "Você quer que eu fale agora, mas teme que eu diga alguma coisa boa".

Ela disse: "Estava na minha cabeça: 'Não me faça querer SER!'.[4] É um verso de um poema de Gerard Manley Hopkins".

Passamos a falar sobre poesia, sobre como ela costuma usar poemas que sabe de cor e sobre como viveu pulando de poema em poema (como quem acende um cigarro no outro), mas sem que seu significado fosse compreendido ou sentido da mesma maneira que ela agora sente ou compreende esse poema. (Suas citações são sempre adequadas, embora ela geralmente não esteja ciente de seu significado.) Eu me referi aqui a Deus como EU SOU, um conceito útil quando o indivíduo não suporta SER.

Ela afirmou: "As pessoas usam Deus como um analista – alguém que está ali enquanto você brinca".

Eu disse: "Para quem você é importante" – e ela respondeu: "Eu não posso dizer isso porque não tenho certeza".

Eu disse: "Eu estraguei as coisas quando disse isso?". (Fiquei com medo de ter prejudicado uma sessão muito boa.)

---

[4] A citação precisa do poema "Carrion Comfort" [Cadáver-consolo], seria: "Não, não vou.../ [...] por mais desvalido, gritar não posso mais. Eu posso, sim, / posso algo, esperança, ânsia de aurora, não escolher não ser.", in Gerard Manley Hopkins, *Hopkins: a beleza difícil*, trad. Augusto de Campos. São Paulo: Perspectiva, 1997.

Mas ela disse: "Não! É diferente quando você diz isso, porque se eu for importante para você... vou querer fazer coisas para te agradar... esse é o inferno de ter sido criada em um ambiente religioso. Que se danem as meninas boas!".
Voltando-se para si mesma, disse: "Isso dá a entender que eu não quero ficar boa".

Esse é um exemplo de interpretação elaborada pela paciente que poderia ter sido roubada dela se eu a tivesse feito antes na sessão.

Ressaltei que, atualmente, *ficar boa* para ela significa *ficar bem* – ou seja, terminar a análise etc.
Nesse momento, pude finalmente falar do sonho – com a menina e as pinturas que não melhoravam – *esse negativo agora é positivo*. A afirmação de que a paciente não está bem é verdadeira; não estar bem não é o mesmo que não ser boa; não era verdade que ela parecia estar melhor, já que sua vida tinha sido mentirosa em sua tentativa de ser boa, ou seja, de se adequar ao código moral da família.
Ela disse: "Sim, estou usando meus olhos, minhas orelhas e mãos como instrumentos; eu nunca SOU cem por cento. Se eu deixasse as mãos soltas, poderia encontrar um eu – entrar em contato com um eu... mas não consigo. Teria que deixá-las soltas por horas. Eu não me permitiria prosseguir".
Conversamos sobre como falar *consigo mesmo* não serve para receber de volta, a menos que essa conversa seja devolvida por *alguém que não a própria pessoa*.
Ela disse: "Eu tentei mostrar a você *como sou quando estou sozinha* [as duas primeiras horas da sessão]; é assim que me comporto quando estou só, mas sem usar palavras, porque não me permito falar sozinha" [isso seria loucura].

4. O BRINCAR: ATIVIDADE CRIATIVA E A BUSCA DO SELF

> Em seguida, ela falou sobre como usa muitos espelhos em seu quarto, o que significa que o self busca nos espelhos uma pessoa que a reflita de volta. [Ela estava me mostrando que, mesmo que eu estivesse lá, ninguém devolvia a ela.] Então eu disse: *"Era você mesma que estava procurando"*.[5]

Tenho dúvidas sobre essa interpretação porque pareceu ser feita para tranquilizar a paciente, embora não fosse essa a intenção. Quis dizer que ela existia na busca, e não em encontrar ou ser encontrada.

> Ela disse: "Queria parar de buscar e simplesmente SER. Sim, essa procura já é evidência de que existe um self".
>
> Então pude finalmente tratar do momento em que ela contou que era um avião e depois caiu. Enquanto era um avião, ela pôde SER, mas depois veio o suicídio. Ela aceitou a explicação com facilidade: "Mas eu preferia ser e depois cair a nunca SER".
>
> Um pouco depois disso, ela estava pronta para ir embora. O trabalho da sessão estava terminado. É importante destacar que seria impossível fazer um trabalho eficaz em uma sessão de cinquenta minutos. Tínhamos tido três horas para usar como quiséssemos.
>
> Se eu pudesse apresentar a sessão seguinte, revelaria que precisamos novamente de duas horas para alcançar o ponto a que chegamos nesse dia (pois ela havia se esquecido). Então, a paciente utilizou uma expressão valiosa para resumir o que estou tentando demonstrar. Ela havia feito uma pergunta, e eu disse que a resposta poderia nos levar para uma discussão longa e inte-

---

5   Às vezes ela cita: "It is Margaret you mourn for" [É por Margaret que você chora] (do poema de Hopkins "Spring and Fall" [Primavera e outono]).

ressante, mas que era *a pergunta* o que mais me interessava. Eu disse: "Eu tinha pensado em fazer essa mesma pergunta".

Depois disso, ela disse exatamente o que eu precisava para expressar o que eu queria dizer. Ela disse pausadamente e com grande sentimento: "Sim, eu entendo. É possível postular a existência de um EU tanto a partir da pergunta como a partir da busca".

Ela fez uma interpretação fundamental, já que a pergunta surgiu do que só podemos entender como sua criatividade, uma criatividade que é resultado do relaxamento e que é o oposto da integração.

Comentário

A busca só pode vir de um funcionamento amorfo e desconexo, ou talvez de um brincar rudimentar, como se estivesse em uma zona neutra. É apenas aqui, nesse estado não integrado de personalidade, que pode aparecer aquilo que descrevemos como criativo. Se devolvido, *e apenas se devolvido,* isso pode se tornar parte da personalidade individual organizada, permitindo, em suma, que o indivíduo seja, que seja encontrado; e, por fim, que postule a existência do self.

Isso serve de indicação para nosso procedimento terapêutico – propiciar a oportunidade de experiências amorfas, impulsos criativos, motores e sensoriais, que constituem a matéria-prima do brincar. É com base no brincar que se constitui a totalidade da existência experiencial humana. Não se pode mais dizer que somos introvertidos ou extrovertidos. Experienciamos a vida na área dos fenômenos transicionais, em que a subjetividade e a observação objetiva se entrelaçam, e na área intermediária entre a realidade interna do indivíduo e a realidade compartilhada do mundo, que é externo aos indivíduos.

5

A CRIATIVIDADE E SUAS ORIGENS

A IDEIA DE CRIATIVIDADE

Espero que o leitor aceite esta referência geral à criatividade, sem permitir que a palavra seja confundida com a criação bem-sucedida ou aclamada, compreendendo-a simplesmente como uma coloração das atitudes em relação à realidade externa.

Mais do que qualquer outra coisa, é a apercepção criativa que faz o indivíduo sentir que vale a pena viver. Em contraste direto com essa forma de lidar com a realidade externa está um relacionamento de submissão que reconhece o mundo e seus detalhes, mas apenas como algo a que se deve adequar ou que exige adaptação. A submissão traz ao indivíduo um sentimento de futilidade associado à ideia de que nada importa e de que a vida não é digna de ser vivida. Cruelmente, muitos indivíduos experimentam apenas o suficiente da vida criativa para reconhecer que, na maior parte do tempo, vivem de maneira não criativa, como se estivessem presos na criatividade de outra pessoa ou de uma máquina.

Em termos psiquiátricos, essa segunda forma de viver no mundo é reconhecida como doença.[1] De uma maneira ou de outra, nossa teoria supõe a crença de que viver criativamente é um estado saudável e de que a submissão é uma base doentia para a vida. Não há dúvida de que a atitude geral de nossa sociedade e o ambiente filosófico de nosso momento histórico contribuem para esse ponto de vista, assim como para o ponto de vista presente neste livro e no qual acreditamos. Em outro momento ou lugar, talvez tivéssemos outra visão.

Viver de maneira criativa ou de maneira não criativa são alternativas que podem ser nitidamente contrastadas. Minha teoria seria muito mais simples do que é se pudéssemos encontrar qualquer um desses extremos em um caso ou em uma situação. Porém, esse problema é obscurecido porque o grau de objetividade com o qual contamos para falar da realidade exterior de cada indivíduo é variável. Até certo ponto, a objetividade é um termo relativo, já que tudo aquilo que é objetivamente percebido é, sob certos aspectos, subjetivamente concebido.[2]

Embora esse seja justamente o objeto de investigação deste livro, é preciso destacar que para muitos indivíduos a realidade externa continua a ser, até certo ponto, um fenômeno subjetivo. Em casos extremos, o indivíduo alucina, seja em momentos específicos, seja de maneira generalizada. Existem inúmeras expressões para designar esse estado ("pirado", "não inteiramente presente", "sem os pés na terra", "sentindo-se irreal")

---

[1] Debati essa questão detalhadamente em meu artigo "Classification: Is There a Psychoanalytic Contribution to Psychiatric Classification?" (1959-64), em que o leitor interessado pode se aprofundar no tema.

[2] Ver *The Edge of Objectivity* (Gillespie, 1960), entre muitas obras que lidam com o elemento criativo nas ciências.

5. A CRIATIVIDADE E SUAS ORIGENS

e, do ponto de vista psiquiátrico, nos referimos a esses indivíduos como esquizoides. Sabemos que tais pessoas podem ter apreço em suas comunidades e também podem ser felizes, mas notamos que há certas desvantagens para elas e especialmente para quem vive com elas. A visão subjetiva de mundo dessas pessoas pode levá-las à ilusão, ou pode levá-las a aceitar sistemas delirantes em determinadas áreas, embora sejam centradas em outras; além disso, muitas vezes esses indivíduos têm uma estrutura pouco firme em relação à parceria psicossomática, de modo que lhes falta coordenação. Com frequência, uma deficiência física, como um problema de visão ou de audição, tem um papel importante nesse estado, criando um panorama confuso em que não é possível distinguir com clareza entre um estado alucinatório e uma deficiência baseada em uma anormalidade de ordem física. Em casos extremos, a pessoa descrita seria um paciente de hospital psiquiátrico, em caráter temporário ou permanente, e seria considerada esquizofrênica.

Para nós, é importante que clinicamente *não* encontremos *uma linha definida* entre estado saudável e esquizoide, ou mesmo entre saúde e esquizofrenia plena. Embora sejamos capazes de reconhecer o fator hereditário da esquizofrenia e estejamos dispostos a enxergar as contribuições feitas em casos específicos pelas deficiências físicas, duvidamos de qualquer teoria da esquizofrenia que dissocie o sujeito dos problemas da vida comum e do desenvolvimento individual em determinados ambientes. Entendemos que o meio possui importância vital, sobretudo no início da vida do indivíduo, e, por essa razão, dedicamos especial atenção ao estudo de ambientes propícios ao desenvolvimento humano, na medida em que a dependência tem significado (ver Winnicott, 1963b, 1965).

As pessoas podem levar uma vida satisfatória e realizar trabalhos de valor excepcional, ainda que sejam esquizoides ou esquizofrênicas. Essas pessoas podem ser doentes, do ponto de vista psiquiátrico, devido a um senso de realidade frágil. Para encontrar o equilíbrio, é preciso dizer que existem outras pessoas tão firmemente ancoradas na realidade objetivamente percebida que se tornam doentes no sentido oposto, uma vez que perdem o contato com o mundo subjetivo e com formas criativas de abordar os fatos.

Até certo ponto, é mais fácil encarar esses temas quando nos lembramos de que as alucinações são fenômenos oníricos que passam a ocupar a vida de vigília e que elas não são doentias por si sós, assim como o fenômeno correspondente dos eventos do dia e das memórias de acontecimentos reais que rompem a barreira do sono e fazem parte da formação onírica.[3] Na verdade, se olharmos para a maneira como descrevemos pessoas esquizoides, descobriremos que utilizamos os mesmos termos com os quais descrevemos bebês e crianças pequenas, e é aí que esperamos de antemão encontrar os fenômenos que caracterizam nossos pacientes esquizoides e esquizofrênicos.

Os problemas destacados neste capítulo são examinados ao longo do livro a partir de seu ponto de origem, localizado nos estágios iniciais do crescimento e do desenvolvimento individual. Na realidade, dedico-me ao estudo do momento exato em que o bebê é "esquizoide", ainda que o termo não se aplique a ele devido à sua imaturidade, a seu estado especial em relação ao desenvolvimento da personalidade e ao papel do ambiente.

---

[3] Embora isso seja inerente à hipótese freudiana sobre a formação dos sonhos, trata-se de um tema frequentemente ignorado (ver Freud, 1900).

5. A CRIATIVIDADE E SUAS ORIGENS

Pessoas esquizoides são tão insatisfeitas consigo mesmas quanto pessoas extrovertidas que não conseguem entrar em contato com seu sonho. Esses dois grupos de pessoas vêm até nós em busca de psicoterapia porque, no primeiro caso, não querem passar a vida toda irrevogavelmente desconectadas dos fatos da vida ou, no segundo, porque se sentem alheias ao sonho. Têm a sensação de que alguma coisa está errada e de que há uma dissociação em suas personalidades, de modo que procuram ajuda para alcançar um status de unidade (Winnicott, 1960b) ou um estado de integração no espaço-tempo no qual há um self que contém a totalidade das coisas, em vez de elementos dissociados que existem em compartimentos[4] ou que estão espalhados de maneira desordenada.

Para avaliar a teoria usada pelos analistas em seu trabalho com o objetivo de ver até que ponto a criatividade tem um lugar, é preciso separar, como disse anteriormente, a noção de criação da de obra de arte. É verdade que uma criação pode ser uma pintura, uma casa, um jardim, uma roupa ou um penteado, uma sinfonia ou uma escultura; tudo, até uma refeição preparada em casa. Talvez fosse melhor dizer que essas coisas são criações. A criatividade sobre a qual me debruço é universal e faz parte de estar vivo. Pode-se dizer que ela pertence à vida de alguns animais, assim como faz parte da vida dos seres humanos, embora seja um traço aparentemente menos relevante entre os animais e os seres humanos com baixa capacidade intelectual,[5] se comparados a

---

[4] Tratei dessa instância específica em outro texto (1966), em termos de uma neurose obsessiva.
[5] É preciso fazer distinção entre o defeito mental primário e o defeito clínico secundário à esquizofrenia da infância e ao autismo.

seres humanos com capacidade intelectual próxima da média, média ou alta. A criatividade que estamos estudando pertence ao modo como o indivíduo aborda a realidade externa. Presumindo uma capacidade intelectual razoável e uma inteligência suficiente para permitir que o indivíduo se torne uma pessoa que vive e faz parte da vida da comunidade, tudo o que acontece é criativo, a menos que o indivíduo esteja doente ou seja prejudicado por fatores ambientais que reprimem seus processos criativos.

Em relação à segunda dessas alternativas, é provavelmente incorreto pensar na criatividade como algo que possa ser definitivamente destruído. Porém, quando lemos a respeito de indivíduos dominados em casa ou que passaram a vida em campos de concentração ou sob constante perseguição de regimes políticos cruéis, nota-se que poucas vítimas continuam a ser criativas. Naturalmente, são essas as que mais sofrem (ver Winnicott, 1968b). À primeira vista, pode parecer que todos os demais que existem (não que vivem) nessas comunidades patológicas abandonaram de tal modo a esperança que já não sofrem mais, perderam as características que os tornam humanos e deixaram, assim, de ver o mundo criativamente. Essas circunstâncias apontam para o lado negativo da civilização. Trata-se da destruição da criatividade nos indivíduos em decorrência de fatores ambientais que entram em ação em momentos posteriores do crescimento pessoal (ver Bettelheim, 1960).

Buscamos, aqui, encontrar uma maneira de estudar a perda, por parte dos indivíduos, da entrada criativa na vida ou da abordagem criativa inicial dos fenômenos externos. Estou interessado na etiologia. No caso extremo, existe um fracasso *ab initio* no estabelecimento da capacidade pessoal para a vida criativa.

Conforme indiquei antes, é preciso aceitar a possibilidade de que não haja uma destruição completa da capacidade indivi-

5. A CRIATIVIDADE E SUAS ORIGENS

dual de viver criativamente e que, mesmo nos casos mais extremos de submissão e de estabelecimento de uma personalidade falsa, existe, oculta em algum lugar, uma vida secreta que é satisfatória, uma vez que é criativa ou original para aquele ser humano específico. Entretanto, é insatisfatória na medida em que está oculta e não pode ser enriquecida por meio de experiências de vida (Winnicott, 1968b).

Digamos que, no caso mais grave, tudo o que é real, tudo que é relevante, tudo o que é pessoal, original e criativo foi ocultado e não dá sinais de sua existência. Nesse caso extremo, o indivíduo não se importa se está vivo ou morto. O suicídio tem pouca importância quando esse estado de coisas está profundamente arraigado no indivíduo, que, com frequência, não está ciente de como sua vida poderia ter sido nem do que perdeu ou está perdendo (Winnicott, 1960a).

O impulso criativo pode, portanto, ser visto como uma coisa em si mesma, como algo necessário para que um artista produza uma obra de arte, mas que também está presente quando *qualquer pessoa* – bebê, criança, adolescente, adulto ou idoso – observa algo de maneira saudável ou realiza algo deliberadamente, seja fazendo uma sujeirada com as próprias fezes, seja prolongando o choro ao apreciar um som musical. Esse impulso está presente tanto no passo a passo da vida de uma criança pouco desenvolvida que se deleita com a própria respiração como no momento em que um arquiteto descobre subitamente o que deseja construir e pensa no material que pode ser usado para que seu impulso criativo ganhe forma e o mundo possa observá-lo.

Em muitas ocasiões em que a psicanálise tentou abordar o problema da criatividade, em grande medida ela perdeu de vista o tema principal. Analistas que se dedicaram a esse problema talvez tenham avaliado personalidades que se destacaram nas artes criativas e tentaram fazer observações secundárias ou terciárias, ignorando tudo o que se pode chamar de primário. É possível olhar para Leonardo da Vinci e fazer comentários muito importantes e interessantes sobre o relacionamento entre sua obra e determinados eventos que ocorreram durante sua infância. É possível fazer muita coisa ao vincular os temas de sua obra a sua tendência homossexual. Entretanto, essas e outras circunstâncias comumente presentes nos estudos de grandes homens e mulheres se desviam do tema que está no centro da ideia de criatividade. É inevitável que estudos de grandes personagens irritem artistas e pessoas criativas em geral, pois muitas vezes dão a impressão de estar chegando a algum lugar, como se fossem capazes de explicar por que tal homem foi tão importante e tal mulher conquistou tantas coisas, mas a direção da pergunta está errada. O tema central ficou de lado: o próprio impulso criativo. A criação forma uma barreira entre o observador e a criatividade do artista.

Claro, ninguém seria capaz de explicar o impulso criativo, e é pouco provável que alguém queira fazê-lo; no entanto, é possível estabelecer uma conexão muito útil entre a vida criativa e a própria vida, assim como é possível estudar como a vida criativa pode ser perdida e por que o sentimento individual de que a vida é real e significativa pode desaparecer.

Podemos supor que antes de dado momento histórico – digamos, mil anos atrás – apenas pouquíssimas pessoas viviam criativamente (ver Foucault, 1966). Para explicar isso, devemos concluir que, antes de determinado momento, apenas em caráter muito excepcional homens e mulheres alcançavam o status de unidade no desenvolvimento pessoal. Antes desse momento, milhões de seres humanos ao redor do planeta jamais encontraram, ou per-

5. A CRIATIVIDADE E SUAS ORIGENS

deram logo no fim da infância, o sentimento de serem indivíduos. Esse tema foi parcialmente desenvolvido por Freud em *Moisés e o monoteísmo* (1939) e é comentado em uma nota de rodapé que considero um detalhe muito importante na obra freudiana: "Breasted o chama de 'o primeiro indivíduo da história da humanidade'". Não somos capazes de nos identificar facilmente com homens e mulheres do passado que se identificavam de maneira tão profunda com a comunidade, com a natureza e com fenômenos não explicados, como o nascer e o pôr do sol, raios e terremotos. Muita ciência foi necessária antes que homens e mulheres pudessem se tornar unidades integradas em termos de tempo e de espaço, capazes de viver criativamente e existir como indivíduos. O monoteísmo surge no momento em que o funcionamento mental humano atinge esse estágio de desenvolvimento.

Outra contribuição para o tema da criatividade veio de Melanie Klein (1957). Resulta do seu reconhecimento dos impulsos[6] agressivos e da fantasia destrutiva desde os estágios iniciais da vida do bebê. Klein desenvolve a ideia da destrutividade do

---

6   No original, *drive*. Winnicott usa ao longo do livro os termos *drive*, *impulse* e *instinct* como equivalentes. Na obra de Freud, há distinção entre *trieb* e *instinkt*, ambos traduzidos por James Strachey para a Standard Edition das obras completas de Freud em inglês por "*instinct*". As traduções francesas de Freud mantiveram a diferenciação, optando por traduzir *trieb* por "*pulsion*", ou pulsão, tradução também adotada no Brasil. No entanto, como tenho observado ao comentar a obra de Winnicott, há uma distinção conceitual importante entre esses termos usados por ele e os usados por Freud. Nesta edição, *instinct* foi traduzido por "instinto", *impulse* por "impulso" e *drive* varia entre "impulso", "pressão instintual" e "instinto", evitando adotar o termo "pulsão", que está no campo semântico do erotismo, diferente do campo a que se refere Winnicott. [L.F.]

bebê, atribuindo a ela uma ênfase apropriada, ao mesmo tempo que dá um destaque novo e fundamental à noção de fusão de impulsos eróticos e destrutivos como sinal de saúde. As afirmações de Klein incluem os conceitos de reparação e de restituição. Contudo, em minha opinião sua importante obra não chega até o tema da criatividade propriamente dita e, assim, pode ter facilmente o efeito de tornar obscuro o ponto principal. No entanto, precisamos recorrer à obra dela para compreender a centralidade do sentimento de culpa. Por trás dessa noção está o conceito freudiano básico da ambivalência como aspecto da maturidade individual.

A saúde pode ser analisada em termos de fusão (impulsos eróticos e destrutivos), e isso torna mais urgente do que nunca o estudo da origem da agressão e da fantasia destrutiva. Durante muitos anos a metapsicologia psicanalítica pareceu explicar a agressão com base na raiva.

Sugeri a ideia de que tanto Freud como Klein se desviaram de um obstáculo nesse ponto e refugiaram-se na hereditariedade. O conceito de instinto de morte poderia ser descrito como uma reafirmação do princípio do pecado original. Tentei demonstrar que, dessa maneira, Freud e Klein evitaram a plena implicação da dependência e, portanto, do fator ambiental (Winnicott, 1960b). Se dependência realmente significa isso, então a história individual do bebê não pode levar em conta apenas o bebê. Ela também deve ser explicada em termos da provisão ambiental que atende às necessidades de dependência ou falha em atendê-las (Winnicott, 1945, 1948, 1952).

Espera-se que os psicanalistas sejam capazes de usar a teoria dos fenômenos transicionais para descrever como o oferecimento de um ambiente suficientemente bom nos estágios mais primitivos dá ao indivíduo a capacidade de lidar com o imenso

5. A CRIATIVIDADE E SUAS ORIGENS

choque causado pela perda da onipotência.[7] Aquilo que chamei de "objeto subjetivo" (Winnicott, 1962) passa a se relacionar de modo gradual com objetos percebidos objetivamente, embora isso aconteça apenas quando um ambiente suficientemente bom – ou um "ambiente médio esperado" (Hartmann, 1939) – permite que o bebê fique louco da maneira própria aos bebês. Essa loucura só se torna loucura de fato quando aparece em um estágio posterior da vida. Na primeira infância, trata-se do mesmo tema a que me referi quando falei sobre a necessidade de aceitar o paradoxo do bebê, que cria um objeto que não poderia ser criado se já não estivesse lá de antemão.

Revelamos que os indivíduos podem viver criativamente e sentir que vale a pena viver a vida ou, então, que são incapazes de viver criativamente e têm dúvidas sobre o valor da vida. A variabilidade nos seres humanos está diretamente relacionada à quantidade e à qualidade dos ambientes oferecidos logo no início ou nas primeiras fases da experiência de vida de cada bebê.

Ainda que os analistas façam um enorme esforço para descrever a psicologia do indivíduo e os processos dinâmicos do desenvolvimento e da organização defensiva, bem como para incluir o impulso e as pressões instintuais [*drive*] nos termos do indivíduo, nesse ponto em que a criatividade passa – ou não – a existir (ou, alternativamente, é perdida), os teóricos devem levar em conta o ambiente, pois nenhuma afirmação sobre o indivíduo como um ser isolado seria capaz de alcançar o problema central da fonte da criatividade.

A essa altura, é importante destacar uma complicação especial oriunda do fato de que, embora homens e mulheres tenham

---

[7] Isso precede o alívio causado por mecanismos mentais como a identificação cruzada.

muito em comum, eles também são distintos. Obviamente, a criatividade é um dos denominadores comuns, algo que ambos compartilham, assim como compartilham a angústia pela perda ou falta de vida criativa. A seguir, proponho o exame do tema a partir de outro ângulo.

ELEMENTOS MASCULINOS E FEMININOS CINDIDOS PRESENTES EM HOMENS E MULHERES[8]

Não há nada de novo, dentro ou fora da psicanálise, na ideia de que homens e mulheres têm uma "predisposição para a bissexualidade".

Tentarei usar aqui o que aprendi sobre bissexualidade com análises que caminham passo a passo em determinada direção e se concentram em um detalhe específico. Não farei tentativas de traçar os passos que levaram até esse tipo de material. Pode-se dizer que, de modo geral, boa parte do trabalho precisou ser feita antes que tal material se tornasse relevante e ganhasse prioridade. É difícil ver como todo esse trabalho preliminar poderia ser evitado. A lentidão do processo analítico é a manifestação de uma defesa que o analista deve respeitar, assim como respeitamos todas as defesas. Embora aprenda o tempo todo com o paciente, o analista deve conhecer, em teoria, os temas que dizem respeito às características mais profundas ou centrais da personalidade, pois, do contrário, será incapaz de reconhecer e responder às novas demandas sobre sua capacidade técnica e de compreensão quando, finalmente,

---

[8] Artigo lido para a British Psycho-Analytical Society em 2 de fevereiro de 1966 e revisado para publicação em *Forum*.

5. A CRIATIVIDADE E SUAS ORIGENS

o paciente trouxer temas muito soterrados para o conteúdo da transferência, de modo a permitir uma interpretação mutativa. Por meio da interpretação, o analista mostra quanto – ou quão pouco – consegue depreender da comunicação do paciente.

Como base para a ideia que desejo transmitir neste capítulo, sugiro que a criatividade seja um dos denominadores comuns entre homens e mulheres. Em outra linguagem, entretanto, digo que a criatividade é uma prerrogativa da mulher e, em outra linguagem ainda, é uma característica masculina. A última das três formulações é a que desperta meu interesse no que vemos a seguir.

Dados clínicos

Proponho começar com um exemplo clínico que diz respeito ao tratamento de um homem de meia-idade, casado, com família e bem-sucedido em uma profissão liberal. A análise ocorreu conforme as linhas clássicas. O homem fazia análise havia muito tempo, e eu não era nem de longe seu primeiro psicoterapeuta. Boa parte do trabalho fora feita por ele e por cada um dos terapeutas e analistas, resultando em muitas mudanças em sua personalidade. Entretanto, o paciente acreditava que existia algo que o impedia de parar com a análise. Ele sabia que vinha em busca do que ainda não alcançara e que, se abandonasse o tratamento, o sacrifício seria grande demais.

Nessa fase da análise, chegamos a um ponto que é novo *para mim* e que está relacionado com a maneira como lidei com o elemento não masculino de sua personalidade.

> CASO ILUSTRATIVO. O paciente veio, como de costume, para uma consulta na sexta-feira. O que mais chamou a minha aten-

ção naquela sexta-feira foi que ele falava sobre *inveja do pênis*. Uso esse termo com cautela, mas gostaria de deixar claro que foi utilizado corretamente em relação ao material e sua apresentação. Obviamente esse termo não é comumente usado na descrição de um homem.

A mudança que pertence a essa fase específica é demonstrada pelo modo como lidei com isso. Na ocasião, eu disse ao paciente: "Estou ouvindo uma menina. Sei perfeitamente bem que você é um homem, mas estou ouvindo uma menina e estou conversando com uma menina. E digo a ela: 'Você está falando sobre inveja do pênis'".

Gostaria de destacar que isso não tem nenhuma relação com homossexualidade.

(Fui informado de que as duas partes da minha interpretação podem ser relacionadas ao brincar e que estão o mais longe possível de uma interpretação autoritária, que seria próxima da doutrinação.)

Devido ao profundo efeito causado por essa interpretação, tive certeza de que meu comentário foi adequado e não relataria o incidente nesse contexto se o trabalho iniciado naquela sexta-feira não tivesse rompido um círculo vicioso. Eu estava habituado a uma rotina de um bom trabalho, com boas interpretações, bons resultados imediatos, acompanhados da destruição e da desilusão que sempre surgiam depois que o paciente reconhecia que algo fundamental continuava inabalável; havia um fator desconhecido que mantinha esse homem na análise havia um quarto de século. Afinal, seu trabalho comigo teria o mesmo destino que o trabalho com outros terapeutas?

Naquela ocasião, houve um efeito imediato na forma de uma aceitação intelectual e um alívio, seguidos de efeitos mais

5. A CRIATIVIDADE E SUAS ORIGENS

remotos. Após uma pausa, o paciente disse: "Se eu falasse para alguém sobre essa menina, diriam que estou louco".

O assunto poderia ter sido deixado de lado, mas, em vista dos eventos subsequentes, fico feliz por ter continuado. Foi meu comentário seguinte que me surpreendeu e rematou o argumento. Eu disse: "Não é que *você* tenha dito isso para alguém; sou *eu* que vejo a menina e a ouço falar, quando, na verdade, há um homem em meu divã. O louco aqui *sou eu*".

Não precisei elaborar esse ponto, porque ele atingiu seu objetivo. O paciente disse que agora se sentia são em um ambiente louco. Em outras palavras, ele agora estava livre de um dilema. Conforme disse a seguir: "Eu jamais poderia dizer (sabendo que sou homem) que sou menina. Não sou louco a esse ponto. Mas foi você que disse isso e, assim, falou com as duas partes de mim".

Essa loucura que era minha permitiu que ele visse a si mesmo como uma menina *a partir da minha perspectiva*. Ele sabe que é um homem e nunca duvidou disso.

O que aconteceu aqui ficou claro? Da minha parte, precisei vivenciar uma experiência pessoal profunda para alcançar a compreensão que agora acredito ter alcançado.

Esse estado complexo representava uma realidade especial para esse homem, já que tanto ele como eu fomos levados à conclusão (ainda que não pudéssemos comprová-la) de que sua mãe (que já não estava mais viva) via nele uma bebê, antes de passar a enxergá-lo como menino. Em outras palavras, esse homem precisava se enquadrar na ideia da mãe de que o bebê dela seria – e, de fato, era – uma menina. (Ele era o segundo filho, e o primeiro era menino.) A análise trouxe evidências muito boas de que nos primeiros momentos a mãe o segurava e cuidava dele de inúmeras maneiras que davam a entender que não o enxergava como alguém do sexo masculino. Ele passou a organizar suas defesas com base nesse padrão, embora fosse a "loucura" da mãe que via uma menina onde havia um menino, e isso foi colocado em primeiro plano quando eu disse "O louco aqui sou eu". Naquela sexta-feira, ele partiu profundamente comovido e sentindo que essa era a primeira mudança significativa trazida pela análise em muito tempo (ainda que, conforme dissera anteriormente, tinha havido sempre um progresso contínuo e a noção de que fazíamos um bom trabalho).[9]

Gostaria de dar mais alguns detalhes sobre o incidente daquela sexta-feira. Quando voltou na segunda-feira seguinte, ele disse estar doente. Para mim, era claro que ele estava com uma infecção e lembrei-o de que no dia seguinte sua esposa também ficaria doente, o que realmente aconteceu. Ainda assim, ele me pediu para *interpretar* a doença, que havia começado no sábado, como se fosse psicossomática. Ele estava tentando me dizer que na noite de sexta-feira tivera uma relação sexual satisfatória com a esposa e que, portanto, *deveria* ter se sentido melhor no sábado. Porém, ele havia ficado doente e se sentido doente. Consegui deixar de lado o problema físico e conversar sobre a incongruência de se sentir mal após uma relação sexual que, para ele, *deveria* ter sido uma experiência curativa. (Na realidade, ele poderia ter dito: "Estou gripado, mas mesmo assim me sinto melhor".)

Minha interpretação continuou na mesma linha iniciada na sexta-feira. Eu disse: "Você sente como se devesse estar satisfeito com uma interpretação minha que teria liberado um comportamento masculino. *Porém, a menina com quem conversei não quer que o homem seja liberado* e, na verdade, não está interessada nele. O que ela deseja é que o direito dela sobre o seu

---

[9] Para um debate detalhado sobre o papel de espelho da mãe no desenvolvimento da criança, ver o capítulo 9.

5. A CRIATIVIDADE E SUAS ORIGENS

> corpo seja plenamente reconhecido. A inveja do pênis que ela sente inclui, em especial, a inveja de você como homem". E prossegui: "Sentir-se doente é um protesto do self feminino – essa menina –, porque ela sempre esperou que a análise iria revelar que esse homem – você – na verdade sempre foi menina (e 'estar doente' é uma gravidez pré-genital). O único fim para a análise que essa menina pode esperar é a descoberta de que você na realidade é menina". A partir disso, foi possível compreender a convicção do paciente de que sua análise jamais terminaria.[10]
>
> Nas semanas seguintes, um grande volume de material confirmou a validade da minha interpretação e da minha atitude, e o paciente passou a enxergar que sua análise não estava mais fadada a ser interminável.
>
> Mais adiante, pude perceber que a resistência do paciente havia se convertido na recusa da importância do meu comentário "O louco aqui sou eu". Ele tentou minimizar isso como se fosse apenas minha forma de dizer as coisas – uma figura de linguagem que poderia ser esquecida. Entretanto, descobri que esse é um dos exemplos de transferência delirante que deixam pacientes e analistas igualmente perplexos e que o ponto crucial do problema do manejo está justamente nessa interpretação que, confesso, quase não me permiti fazer.

Quando me dei algum tempo para pensar sobre o que acontecera, fiquei perplexo. Não estava diante de um novo conceito teórico nem de um novo princípio técnico. Na verdade, meu paciente e eu já havíamos debatido sobre isso anteriormente.

---

10 Espero ter deixado claro que não estou sugerindo que a doença real desse homem, a gripe, tenha sido causada por tendências emocionais que conviveram com as físicas.

Ainda assim, deparamos com algo novo, tanto em minha atitude como em sua capacidade de usar meu trabalho interpretativo. Decidi me entregar ao que isso poderia significar em mim, e o resultado pode ser visto neste texto que ora apresento.

Dissociação

A primeira coisa que percebi foi que, até então, nunca havia aceitado plenamente a dissociação completa entre o homem (ou a mulher) e o aspecto de personalidade que tem o sexo oposto. No caso desse paciente, a dissociação era quase completa.

Assim, encontrei-me naquele momento diante de uma nova função para uma velha ferramenta e me perguntei como isso poderia afetar o trabalho que realizava com meus pacientes, fossem homens, mulheres, meninos ou meninas. Decidi então estudar esse tipo de dissociação, deixando de lado todos os outros tipos de cisão, ainda que sem esquecê-los.

Elementos masculinos e femininos em homens e mulheres[11]

Havia nesse caso uma dissociação que estava a ponto de se desfazer. A defesa dissociativa dava espaço para a aceitação da bissexualidade como uma qualidade da unidade ou do self total. Percebi que estava lidando com o que poderia ser chamado de *elemento feminino puro*. Primeiro, fiquei surpreso por só conse-

---

[11] Continuarei, por enquanto, a usar essa terminologia (elementos femininos e masculinos), já que desconheço termos descritivos mais apropriados. Sem dúvida, palavras como "ativo" e "passivo" são incorretas e, portanto, prossigo minha argumentação com os termos que tenho à disposição.

5. A CRIATIVIDADE E SUAS ORIGENS

guir perceber isso ao lidar com o material apresentado por um paciente masculino.[12]

Esse caso exige uma análise clínica mais aprofundada. Parte do alívio que se seguiu a nossa chegada ao novo patamar de trabalho conjunto teve origem no fato de que agora éramos capazes de explicar por que minhas interpretações nunca foram mutativas, embora fossem bem fundamentadas quanto ao uso de objetos, à satisfação erótico-oral na transferência, às ideias sádico-orais a respeito do interesse do paciente pelo analista, fosse como objeto parcial, fosse como pessoa com seio ou pênis. As interpretações eram aceitas, mas e daí? Agora que esse novo patamar fora alcançado, o paciente sentia que tinha um relacionamento comigo e esse sentimento era extremamente vívido, pois tinha a ver com a identidade. O elemento feminino cindido puro encontrou uma união primária comigo, como analista, e

---

[12] Nesse ponto, seria lógico acrescentar ao trabalho feito com esse homem um exemplo similar envolvendo uma paciente menina ou mulher. Por exemplo, uma jovem me fez lembrar de um material antigo relacionado ao seu período inicial de latência quando desejava ser menino. Ela gastou muito tempo e energia desejando ter um pênis. Entretanto, faltava-lhe compreender que, sendo obviamente menina, e feliz por ser menina, ela ao mesmo tempo (com uma parte 10% dissociada) sabia – e sempre soubera – que era menino. Aliada a isso havia sua certeza de que fora castrada e, portanto, privada de potencial destrutivo, além do matricídio e da organização de defesa masoquista que era um traço central de sua personalidade.

Dar exemplos clínicos me faz correr o risco de desviar a atenção do leitor do tema central; além disso, se minhas ideias forem verdadeiras e universais, cada leitor terá casos pessoais que ilustram o lugar da dissociação – em vez da repressão – ligada a elementos masculinos e femininos em homens e mulheres.

isso permitiu que o homem sentisse que começava a viver. Fui influenciado por esse detalhe, como poderemos ver no modo como apliquei na teoria o que encontrei nesse caso.

Adendo à parte clínica

É recompensador revisar o material clínico atual levando em conta esse exemplo de dissociação, o elemento feminino cindido em um paciente masculino. O assunto pode se tornar rapidamente vasto e complexo, de modo que algumas observações devem ser feitas com atenção especial.

A) O analista pode descobrir, para sua própria surpresa, que está lidando com a parte cindida e tentando analisá-la, ao passo que a pessoa principal em funcionamento aparece apenas em sua forma projetada. É como tratar uma criança e descobrir que o paciente, na verdade, é um dos genitores por procuração. Todas as variações possíveis desse tema podem aparecer no caminho do analista.
B) O elemento do outro sexo pode estar completamente cindido, de modo que um homem pode ser incapaz de se conectar com essa parte cindida, por exemplo. Isso se aplica especialmente quando a personalidade é, de maneira geral, saudável e integrada. Quando a personalidade em funcionamento já está organizada em múltiplas cisões, há menos destaque para o "sou saudável" e, portanto, menos resistência à ideia do "sou menina" (no caso de um homem) ou "sou menino" (no caso de uma mulher).
C) Do ponto de vista clínico, é possível encontrar uma dissociação quase completa do outro sexo, organizada em relação a fatores externos em um estágio bastante primitivo e

5. A CRIATIVIDADE E SUAS ORIGENS

misturada com dissociações posteriores, organizadas como defesa e mais ou menos baseadas em identificações cruzadas. A realidade dessa defesa organizada mais tarde pode entrar em conflito com o paciente que revive em análise a cisão reativa inicial.

(Temos aqui um axioma: o paciente sempre vai se prender à exploração plena de fatores pessoais e *internos*, que lhe dão uma sensação de controle onipotente, em vez de dar vazão à ideia de uma reação grosseira a algum fator ambiental, seja ele fruto de distorção ou de fracasso. A influência ambiental – que pode ser ruim ou mesmo boa – surge em nosso trabalho como uma ideia traumática e intolerável, já que não opera no contexto da onipotência do paciente. Podemos comparar isso à pessoa melancólica que afirma ser responsável por *todas* as coisas ruins.)

D) A parte cindida do outro sexo na personalidade costuma manter sempre a mesma idade ou crescer devagar. Em comparação, as figuras verdadeiramente imaginativas da realidade psíquica interior do indivíduo amadurecem, se inter-relacionam, envelhecem e morrem. Por exemplo, um homem que depende de meninas jovens para manter vivo seu self feminino cindido pode se tornar, gradativamente, capaz de utilizar moças em idade de se casar para esse fim específico. Porém, caso esse homem chegue aos noventa anos de idade, é pouco provável que as mulheres utilizadas com essa finalidade cheguem à casa dos trinta anos. Ainda assim, no paciente masculino, a menina (que esconde o elemento feminino puro surgido no estágio primitivo do desenvolvimento) pode apresentar características femininas, ter orgulho dos seios, experimentar inveja do pênis, engravidar, não possuir genitália externa masculina ou até possuir equipamento sexual feminino e desfrutar de experiências sexuais femininas.

E) Uma questão importante é a avaliação de tudo isso em termos de saúde psiquiátrica. O homem que inicia meninas na vida sexual pode se identificar mais com a menina do que consigo mesmo. Isso dá a ele a capacidade de fazer de tudo para despertar a sexualidade da menina e para satisfazê-la. O preço que ele paga por isso é que desfruta de pouca satisfação masculina, além da necessidade constante de buscar uma menina nova, o que representa o oposto da constância de objeto.

No extremo oposto está a doença da impotência. Entre os dois reside ampla gama de potências relativas, misturadas a inúmeros tipos e graus de dependência. O que é considerado normal depende das expectativas de cada grupo social e do momento histórico. Portanto, não seria possível dizer que, no extremo patriarcal da sociedade, todo sexo é estupro e, no extremo matriarcal, o homem com elemento feminino cindido que deve satisfazer muitas mulheres é disputado, ainda que para isso ele seja aniquilado?

Entre os dois extremos estão a bissexualidade e a expectativa de uma experiência sexual de qualidade limitada. Isso se relaciona à ideia de que a saúde social é ligeiramente depressiva – exceto nos feriados.

É interessante notar que a existência desse elemento feminino cindido impede a prática homossexual. No caso do meu paciente, ele sempre se desvencilhou de avanços homossexuais no último instante porque (conforme veio a compreender e a me contar) pôr a homossexualidade em prática afirmaria uma masculinidade da qual (do ponto de vista do self feminino separado) ele nunca quis se assegurar.

5. A CRIATIVIDADE E SUAS ORIGENS

(Na normalidade, em que a bissexualidade é um fato, ideias homossexuais não entram em conflito dessa maneira, em grande parte porque o fator anal – que representa um tema secundário – não se sobrepõe à felação, pois, na fantasia de uma união de felação, o sexo biológico deixa de ser relevante.)

F) Aparentemente, na evolução da mitologia grega, os primeiros homossexuais eram homens que imitavam mulheres com o objetivo de desenvolver o relacionamento mais próximo possível com a deusa suprema. Isso aconteceu em uma era matriarcal a partir da qual surgiu um sistema divino patriarcal com Zeus no comando. Zeus (símbolo do sistema patriarcal) iniciou a ideia do menino que é amado sexualmente por um homem adulto e, a partir disso, as mulheres foram relegadas a um status inferior. Se essa afirmação sobre a história do desenvolvimento das ideias estiver correta, estaremos diante do elo necessário para conectar minhas observações clínicas sobre o elemento feminino cindido no caso de pacientes masculinos à teoria da relação de objeto. (O elemento masculino cindido em pacientes femininas tem igual importância em nossa obra, mas tudo o que tenho a dizer sobre relação de objeto pode ser definido com apenas um dos dois exemplos possíveis de dissociação.)

Resumo das observações preliminares

Em nossa teoria, é necessário permitir o surgimento tanto do elemento feminino como do masculino, seja em meninos e homens adultos, seja em meninas e mulheres adultas. Esses elementos podem estar profundamente dissociados um do outro.

Essa ideia exige de nós um estudo dos efeitos clínicos desse tipo de dissociação, assim como uma análise dos próprios elementos masculino e feminino destilados.

Fiz algumas observações sobre os efeitos clínicos; agora desejo analisar o que chamo de elementos masculino e feminino destilados (não pessoas masculinas ou femininas).

Elementos masculinos puros e femininos puros

Especulação sobre a diferença entre
os tipos de relação de objeto

Façamos a comparação e o contraste dos elementos masculino e feminino não mesclados no contexto da relação de objeto.

Gostaria de dizer que o elemento que estou chamando de "masculino" transita entre um relacionamento ativo ou passivo, ambos respaldados pelo instinto. Ao desenvolver essa ideia, falamos sobre o impulso instintivo na relação do bebê com o seio e com a alimentação e, subsequentemente, com todas as experiências que envolvem as zonas erógenas, assim como impulsos e satisfações secundários. Sugiro que, em contraste, o elemento feminino puro se relaciona ao seio (ou à mãe) no sentido de que *o bebê se torna o seio (ou a mãe), ou que o objeto é o sujeito*. Não vejo nenhum impulso instintivo nisso.

(Também é preciso recordar o uso da palavra "instinto", que vem da etologia; entretanto, duvido muito que o *imprinting* tenha algum efeito sobre o recém-nascido humano. Aproveito para dizer que acredito que o tema do *imprinting*, como um todo, é irrelevante para o estudo da relação de objeto inicial entre bebês humanos. Certamente não tem nenhuma relação

5. A CRIATIVIDADE E SUAS ORIGENS

com o trauma da separação aos dois anos de idade, o momento exato em que a relação de objeto adquire enorme importância.)

O termo objeto subjetivo foi utilizado para descrever o primeiro objeto, o objeto que *ainda não foi repudiado como um fenômeno não eu*. Há uma aplicação prática da ideia de objeto subjetivo nessa relação entre o elemento feminino puro e o "seio", e essa experiência abre o caminho para o sujeito objetivo – ou seja, a ideia de um self e o sentimento do real que surge do sentimento de possuir uma identidade.

Por mais complexa que a psicologia do sentimento de self e do estabelecimento da identidade possa se tornar à medida que o bebê cresce, o sentimento de self emerge apenas com base nesse relacionamento no sentimento de SER. O sentimento de ser é anterior à ideia de estar-em-união-com, já que ainda não existe nada além da identidade. Duas pessoas distintas podem *se sentir* uma, mas nesse espaço que estou analisando o bebê e o objeto *são* um. É possível que o termo "identificação primária" tenha sido usado exatamente para isso que descrevo, e estou tentando mostrar quão vitalmente importante é essa primeira experiência para dar início a todas as subsequentes experiências de identificação.

Tanto a identificação projetiva como a introjetiva têm origem nesse lugar em que cada um é o mesmo que o outro.

Durante o crescimento do bebê humano, à medida que o ego começa a se organizar, isso que chamo de relação de objeto do elemento feminino puro estabelece a experiência que talvez seja a mais simples de todas: a experiência de *ser*. Aqui é possível encontrar uma verdadeira continuidade de gerações, já que é isso que se transmite de uma geração para a outra, por meio do elemento feminino em homens e mulheres e em meninos e meninas. Creio que isso já tenha sido dito anteriormente, mas sempre no que diz respeito a mulheres e meninas, o que traz confusão ao tema. Trata-se do elemento feminino tanto em homens quanto em mulheres.

Por outro lado, a relação de objeto do elemento masculino com o objeto pressupõe a separação. Logo que a organização do ego se torna possível, o bebê atribui ao objeto a qualidade de ser não eu ou separado e experiencia as satisfações do id que incluem a raiva relativa à frustração. A satisfação instintual acentua a separação entre objeto e bebê, levando à objetificação do objeto. Assim, do lado do elemento masculino, a identificação precisa estar baseada em complexos mecanismos mentais que precisam de tempo para aparecer, se desenvolver e se estabelecer como parte dos novos equipamentos do bebê. Já no que diz respeito ao elemento feminino, a identidade exige tão pouca estrutura mental que essa identidade primária é uma característica que pode estar presente desde o início, permitindo o estabelecimento do ser simples (digamos) desde o dia do nascimento, ou um pouco antes, ou pouco depois, ou assim que a mente estiver livre de deficiências do seu funcionamento devido à imaturidade ou a danos cerebrais associados ao parto.

A psicanálise talvez tenha dado atenção especial ao elemento masculino, ou ao aspecto das pressões instintuais [*drive*] na relação de objeto, embora tenha negligenciado a identidade do sujeito-objeto para a qual chamo a atenção aqui e que está na base da capacidade de ser. O elemento masculino *faz*, ao passo que o elemento feminino (em homens e em mulheres) *é*. Nesse ponto, entram os homens da mitologia grega que tentaram ser em união com a deusa suprema. Essa também é uma forma de indicar a profunda inveja que o homem sente da mulher, cujo elemento feminino os homens consideram garantido, às vezes erradamente.

5. A CRIATIVIDADE E SUAS ORIGENS

Ao que parece, essa frustração pertence à busca por satisfação. A experiência de ser se relaciona a outra coisa: não à frustração, mas à mutilação. Gostaria de estudar isso em mais detalhes.

Identidade: a criança e o seio

Não é possível definir o que chamo aqui de relação do elemento feminino com o seio sem o conceito de mãe suficientemente boa e insuficientemente boa.

(Essa observação é ainda mais verdadeira nessa área do que na comparável área coberta pelos termos "fenômenos transicionais" e "objetos transicionais". O objeto transicional representa a capacidade da mãe de apresentar o mundo de tal modo que o bebê não precisa saber em um primeiro momento que o objeto não foi criado por ele. Em nosso contexto imediato, podemos atribuir relevância total ao conceito de adaptação, seja com a mãe dando ao bebê a oportunidade de sentir que o seio é ele, seja deixando de fazê-lo. O seio, nesse caso, é um símbolo não do fazer, mas do ser.)

Ser uma transmissora suficientemente boa do elemento feminino é um tema que deve levar em conta detalhes muito sutis do manejo e, em relação a esses assuntos, devemos recorrer às obras de Margaret Mead e Erik Erikson, que foram capazes de descrever os caminhos pelos quais os cuidados maternos, em diversos tipos de cultura, determinam desde a primeira infância os padrões de defesa dos indivíduos, além de servirem de modelo para a sublimação posterior. Trata-se de tópicos muito sutis que estudaremos sobre *esta* mãe e *este* bebê.

A natureza do fator ambiental

Volto agora a refletir sobre o estágio primário em que o padrão é estabelecido por meio das maneiras sutis como a mãe maneja seu bebê. Analisarei em detalhe esse exemplo muito especial de fator ambiental. Ou a mãe tem um seio que *é*, permitindo que o bebê também *seja* quando ele e a mãe ainda não foram separados na mente rudimentar dele; ou a mãe é incapaz de fazer essa contribuição, obrigando o bebê a se desenvolver sem a capacidade, ou com uma capacidade limitada, de ser.

(Do ponto de vista clínico, deve-se levar em conta o caso do bebê que precisa lidar com uma identidade com um seio que é ativo, que é o seio do elemento masculino, mas que não é satisfatório para a identidade inicial que necessita de um seio que *é*, e não um seio que *faz*. Em vez de "ser como", esse bebê tem que "fazer como", ou ser feito como, o que do nosso ponto de vista é a mesma coisa.)

A mãe que consegue fazer essa coisa muito sutil à qual estou me referindo não produz uma criança cujo self "feminino puro" tem inveja do seio, já que para essa criança o seio é o self e o self é o seio. Inveja é um termo que pode ser aplicado à experiência de um fracasso atormentador do seio como algo que É.

Os elementos masculinos e femininos contrastados

Essas considerações me envolveram em uma afirmação curiosa acerca dos aspectos masculino puro e feminino puro do bebê (menino ou menina). Cheguei a um ponto em que posso afirmar que a relação de objeto em termos *desse elemento feminino puro não tem nenhuma relação com o impulso* (*ou instinto*). A relação de objeto apoiada pelo impulso instintivo pertence

5. A CRIATIVIDADE E SUAS ORIGENS

ao elemento masculino na personalidade não contaminada pelo elemento feminino. Essa linha argumentativa me coloca em grande dificuldade, mas tenho a impressão de que na definição dos estágios iniciais do desenvolvimento emocional do indivíduo é necessário separar (não meninos e meninas, mas) o elemento masculino não contaminado do elemento feminino não contaminado. A definição clássica de descoberta, de uso do objeto, de erotismo oral, de sadismo oral, dos estágios anais etc. tem origem na consideração da vida do elemento masculino puro. Estudos sobre a identificação com base na introjeção ou na incorporação tratam da experiência de elementos masculinos e femininos que já se misturaram. O estudo do elemento feminino puro nos leva a outro lugar.

O estudo do elemento feminino puro destilado não contaminado nos leva ao SER, formando a única base para a autodescoberta e para um sentimento de existência (e, a seguir, para a capacidade de desenvolver um interior, de tornar-se um continente, de ter a capacidade de usar os mecanismos de projeção e de introjeção e de se relacionar com o mundo em termos de introjeção e de projeção).

Correndo o risco de ser repetitivo, desejo reafirmar: quando o elemento feminino do bebê, menino ou menina, ou do paciente descobre o seio, o self foi encontrado. Se perguntarmos: "O que a bebê faz com o seio?", devemos responder que esse elemento feminino *é* o seio, que ele compartilha as qualidades do seio e da mãe e que é desejável. Com o passar do tempo, desejável significa comestível e isso, por sua vez, quer dizer que o bebê corre risco por ser desejável ou, numa linguagem mais sofisticada, excitante. Excitante implica: ser capaz de levar o elemento masculino de alguma pessoa a *fazer* algo. Dessa maneira, o pênis de um homem pode ser um elemento feminino excitante que gera uma atividade masculina na menina. Porém (é preciso deixar claro que) nenhuma menina ou mulher é assim; em condições saudáveis, existe uma quantidade variável de elementos femininos tanto em meninas como em meninos. Além disso, elementos do fator hereditário entram em jogo, de modo que seria fácil encontrar um menino com elementos femininos mais fortes do que os de uma menina que estivesse ao seu lado e que poderia ter um potencial menor de elementos femininos puros. Se acrescentarmos a isso a capacidade variável que as mães têm de transmitir o caráter desejável do seio bom, ou de parte da função maternal simbolizada pelo seio bom, poderemos ver que alguns meninos e meninas estão fadados a crescer com uma bissexualidade assimétrica, pendendo para o lado errado de sua constituição biológica.

Isso me faz lembrar a seguinte questão: qual é a natureza da comunicação oferecida por Shakespeare no modo como delineia a personalidade e o caráter de Hamlet?

Hamlet trata principalmente do terrível dilema enfrentado pelo príncipe. Para ele, não havia solução devido à dissociação que ocorria em seu interior, como mecanismo de defesa. Seria muito agradável ver um ator interpretar Hamlet com isso em mente. Esse ator pronunciaria de maneira especial a primeira fala do monólogo: "Ser ou não ser...". Ele diria, como quem tenta chegar ao fundo de algo que não pode ser compreendido, "Ser... ou...", então faria uma pausa, pois na verdade o personagem Hamlet não conhece a alternativa. Por fim, ele encontraria essa alternativa bastante banal: "... ou não ser"; e estaria bem longe numa jornada que pode levar a lugar nenhum. "Será mais nobre para a mente suportar/ As fundas e flechas do destino austero,/ Ou abrir fogo contra o mar de angústias,/ E, relutante, dar-lhes fim?" (Ato III, Cena I). Aqui, Hamlet já passou para a alterna-

5. A CRIATIVIDADE E SUAS ORIGENS

tiva sadomasoquista e deixou de lado o tema que serviu de partida. O resto é um longo processo de elaboração da formulação do problema. Em outras palavras, Hamlet é retratado como alguém que busca uma alternativa à ideia de "Ser". Ele procurava uma forma de formular a dissociação que havia se instalado entre os elementos masculinos e femininos de sua personalidade; elementos que, até a morte do pai, tinham convivido em harmonia, sendo pouco mais que aspectos de sua pessoa ricamente dotada. É inevitável, escrevo como se falasse de uma pessoa, e não de um personagem teatral.

Do meu ponto de vista, esse monólogo é tão difícil porque Hamlet não compreendia seu dilema – pois ele reside em seu próprio estado alterado. Shakespeare compreendia o dilema, mas Hamlet não pôde assistir à peça de Shakespeare.

Se a peça for observada dessa maneira, é possível usar a atitude alterada de Hamlet em relação a Ofélia, assim como sua crueldade para com ela, como um retrato da impiedosa rejeição de seu elemento feminino, agora cindido e devolvido a ela, com o elemento masculino indesejado ameaçando tomar conta de toda a personalidade de Hamlet. A crueldade de Hamlet com Ofélia pode ser medida pela relutância em abandonar seu elemento feminino cindido.

Desse modo, *a peça* (se Hamlet pudesse tê-la lido ou visto sua encenação) poderia ter mostrado a ele a natureza de seu dilema. A peça dentro da peça falhou nesse sentido, pois, a meu ver, foi encenada como forma de dar vida ao elemento masculino de Hamlet, posto em xeque pela tragédia em que estava envolvido.

É possível dizer que o mesmo dilema no próprio Shakespeare revela o problema por trás do conteúdo de seus sonetos. Mas isso seria ignorar, ou mesmo afrontar, a principal característica deles: sua poesia. Na verdade, conforme o professor

L. C. Knights (1946) deixa claro, é muito fácil esquecer a poesia das peças ao escrever sobre as *dramatis personae* como se fossem personagens históricos.

Resumo

1 Analisei neste capítulo a maneira como meu trabalho foi afetado pela importância que passei a atribuir à dissociação de elementos masculinos e femininos em alguns homens e mulheres, assim como em partes de suas personalidades que foram constituídas sobre essas bases.

2 Observei elementos masculinos e femininos artificialmente dissecados e concluí que associo, ao menos por ora, o impulso relacionado aos objetos (em sua forma ativa ou passiva) com o elemento masculino, ao passo que entendo que a característica do elemento feminino no contexto da relação de objeto é a identidade, dando à criança a base necessária para ser e, só mais tarde, a base necessária para o sentimento de self. Entretanto, acredito que é na absoluta dependência da capacidade materna de prover a qualidade especial que permite que a mãe satisfaça ou não o funcionamento inicial do elemento feminino que podemos buscar as bases da experiência de ser. Antes escrevi: "Portanto, não faz sentido usar o termo 'id' para fenômenos que não foram cobertos, catalogados, vivenciados e, por fim, interpretados pelo funcionamento do ego" (Winnicott, 1962).

Agora, desejo dizer: "Depois de ser, fazer e ser feito. Mas, antes, ser".

5. A CRIATIVIDADE E SUAS ORIGENS

Nota acrescentada sobre o tema do roubo

O roubo pertence ao elemento masculino em meninos e meninas. Surge, então, a questão: qual elemento feminino corresponderia a isso em meninos e meninas? Pode-se dizer que, no que diz respeito a esse elemento, o indivíduo usurpa a posição da mãe, assim como seu lugar e sua vestimenta, derivando, dessa forma, desejo e sedução roubados da mãe.

6

O USO DE UM OBJETO E A RELAÇÃO POR MEIO DE IDENTIFICAÇÕES

Neste capítulo, proponho um debate sobre o uso de um objeto.[1] O tema análogo – da relação com objetos – recebeu toda a nossa atenção até o momento. Entretanto, a ideia do uso de um objeto ainda não foi bem analisada nem alvo de estudo específico.

Este trabalho sobre o uso de um objeto é fruto de minha experiência clínica e segue uma linha direta de desenvolvimento traçada por mim. Naturalmente, não posso presumir que outras pessoas acompanharam o desenvolvimento das minhas ideias da mesma maneira, mas gostaria de destacar que existe uma sequência determinada, cuja ordem pertence à evolução do meu trabalho.

O que tenho a dizer neste capítulo é extremamente simples. Embora seja fruto de minha experiência psicanalítica, não diria que é fruto de minha experiência psicanalítica de duas décadas atrás, já que naquele momento eu ainda não possuía a técnica que permitiria os movimentos de transferência que pretendo

---

[1] Baseado em um artigo apresentado na New York Psychoanalytic Society em 12 de novembro de 1968 e publicado no *International Journal of Psycho-Analysis*, v. 50 (1969).

descrever. Por exemplo, foi somente nos últimos anos que me tornei capaz de esperar pela evolução natural da transferência oriunda da confiança crescente do paciente na técnica e no *setting*, evitando interromper esse processo natural ao fazer interpretações. Devo destacar que estou me referindo ao ato de interpretar, e não às interpretações em si. Fico estarrecido quando penso em quantas vezes impedi ou adiei mudanças profundas em pacientes *de determinada categoria de classificação* devido à minha necessidade pessoal de interpretar. Quando somos capazes de esperar, o paciente chega à compreensão criativamente e com grande alegria e sinto mais prazer com isso do que sentia antes por achar que estava sendo esperto. Creio que a principal razão para minha interpretação é permitir que o paciente saiba dos limites da minha compreensão. O princípio é o de que apenas o paciente é quem tem as respostas. Podemos ou não dar espaço para que ele se dê conta de tudo o que sabe ou que tome consciência disso com aceitação.

Em contraste, há o trabalho interpretativo que o analista deve fazer, diferenciando a análise da autoanálise. Para que tenha efeito, a interpretação feita pelo analista deve estar relacionada à capacidade do paciente de *colocar o analista fora da área dos fenômenos subjetivos*. O que vemos em seguida é a capacidade do paciente de usar o analista, e esse é o tema deste capítulo. No ensino, assim como para alimentar uma criança, a capacidade de usar objetos é tomada como dada, mas em nosso trabalho precisamos nos concentrar em desenvolver e estabelecer a capacidade de usar objetos, assim como em reconhecer a incapacidade do paciente de usar objetos, quando for o caso.

É na análise de casos borderline que se tem a chance de observar os fenômenos delicados que servem de indício para compreender estados verdadeiramente esquizofrênicos. Com "casos borderline", refiro-me àqueles em que o núcleo do distúrbio do paciente é psicótico, embora o indivíduo tenha organização psiconeurótica suficiente para apresentar uma psiconeurose ou uma desordem psicossomática sempre que a ansiedade psicótica central ameace se apresentar em sua forma mais crua. Nesses casos, o psicanalista pode passar anos sendo conivente com a necessidade do paciente de ser psiconeurótico (em oposição a louco) e de ser tratado como tal. A análise caminha bem e todo mundo fica contente. A única desvantagem é que ela nunca chega ao fim. Pode ser interrompida e o paciente pode até mobilizar um self falso psiconeurótico com o objetivo de dar fim ao tratamento e de expressar gratidão. Mas, na verdade, o paciente sabe que não houve mudança no estado (psicótico) subjacente e que ele e o analista conspiraram para o fracasso. Porém, mesmo esse fracasso pode ter valor se for reconhecido por ambos. O paciente é idoso e as chances de morrer por acidente ou doença aumentaram, de maneira que o suicídio *pode* ser evitado. Além disso, foi bom enquanto durou. Se a psicanálise fosse um estilo de vida, poderíamos dizer que esse tratamento cumpriu o seu papel. Contudo, a psicanálise não é um estilo de vida. Todos nós esperamos que nossos pacientes terminem o trabalho conosco e nos esqueçam e que descubram que a vida em si mesma é a terapia que faz sentido. Embora escrevamos artigos sobre esses casos borderline, no íntimo ficamos preocupados quando a loucura que faz parte deles não é descoberta nem encontrada. Busquei colocar isso em termos mais amplos em um artigo sobre classificação (Winnicott, 1959-64).

Talvez precise me estender um pouco mais para tratar de minha visão sobre a diferença entre relação de objeto e uso de um objeto. Na relação de objeto, o sujeito permite que ocorram no self algumas alterações que nos levaram a cunhar o termo

6. O USO DE UM OBJETO E A RELAÇÃO POR MEIO DE IDENTIFICAÇÕES

"catexia". O objeto ganhou significado. Mecanismos de projeção e identificações estiveram em ação e o sujeito foi esvaziado a ponto de algo dele se encontrar no objeto, ainda que seja enriquecido por um sentimento. Acompanhando essas mudanças, existe algum grau de envolvimento físico (por menor que seja) no sentido da excitação, do clímax funcional de um orgasmo. (Nesse contexto, opto por omitir o aspecto da relação que constitui um exercício de identificação cruzada, ver p. 207. Devo omitir esse aspecto porque ele pertence a uma fase do desenvolvimento posterior – e não anterior – à fase sobre a qual me debruço neste capítulo, ou seja, à fase de afastar-se da autoreferência do self e da relação com objetos subjetivos no âmbito do uso de objetos.)

A relação de objeto é uma experiência do sujeito que pode ser descrita nos termos do sujeito como ser isolado (Winnicott, 1958b, 1963a). Contudo, quando falo sobre o uso de um objeto, entendo a relação de objeto como uma obviedade e acrescento novas características que envolvem a natureza e o comportamento dele. Por exemplo: para que possa ser usado, o objeto deve necessariamente ser real, no sentido de que faz parte de uma realidade compartilhada, e não de um conjunto de projeções. Isso é o que faz, me parece, a imensa diferença existente entre a relação e o uso.

Se eu estiver correto, veremos que o debate sobre a relação é um exercício muito mais fácil para os analistas que o debate sobre o uso, já que a relação pode ser examinada como um fenômeno do sujeito e a psicanálise gosta muito de eliminar todos os fatores ambientais, a não ser quando o ambiente pode ser pensado como mecanismo de projeção. Porém, não há escapatória na análise do uso: o analista deve levar em conta a natureza do objeto, não como projeção, mas como coisa em si mesma.

Por enquanto, posso resumir dizendo que a relação é descrita a partir do sujeito individual, ao passo que o uso só pode ser descrito a partir da aceitação da existência autônoma do objeto ou do fato de que ele sempre esteve lá. Veremos que são apenas esses os problemas relevantes para nós quando analisamos a área que busco iluminar em minha obra a respeito do que chamo de fenômenos transicionais.

Porém, essa mudança não ocorre automaticamente, por meio de um simples processo de amadurecimento. Quero chamar a atenção para esse detalhe específico.

Em termos clínicos: dois bebês mamam no seio. Um deles mama no self, já que seio e bebê ainda não se tornaram (para o bebê) fenômenos separados. O outro mama em uma fonte diferente-de-mim, ou em um objeto que pode ser tratado com indiferença sem que o bebê seja afetado, a menos que haja retaliação. Mães, assim como analistas, podem ou não ser suficientemente boas; algumas são capazes de conduzir o bebê da relação para o uso e outras não.

Gostaria de relembrar que a principal característica do conceito de fenômenos e objetos transicionais (segundo meu modo de ver) *é o paradoxo e a aceitação do paradoxo*: o bebê cria o objeto, mas o objeto já estava lá esperando para ser criado e se tornar um objeto investido. Busquei chamar a atenção para esse aspecto dos fenômenos transicionais ao afirmar que, segundo as regras do jogo, todos sabemos que jamais desafiaremos o bebê a responder à questão: você criou ou encontrou isso?

Agora estou pronto para propor minha tese. Contudo, tenho receio de chegar a esse ponto, pois ao enunciá-la temo que meu texto perca sua finalidade, em virtude de sua extrema simplicidade.

Para usar um objeto, o sujeito precisa ter desenvolvido a *capacidade* de usar objetos. Isso é parte da mudança do princípio da realidade.

6. O USO DE UM OBJETO E A RELAÇÃO POR MEIO DE IDENTIFICAÇÕES

Não se pode dizer que essa capacidade é inata nem que seu desenvolvimento em um indivíduo é uma certeza. O desenvolvimento da capacidade de usar um objeto é outro exemplo do processo de amadurecimento como algo que depende de um ambiente facilitador.[2]

A sequência tem, em primeiro lugar, a relação de objeto e, só no fim, o uso do objeto. Entretanto, entre uma etapa e outra ocorre uma das coisas mais difíceis do desenvolvimento humano, ou talvez o fracasso inicial mais complicado de ser reparado. O que existe entre a relação e o uso é o ato de retirar o objeto da área de controle onipotente do sujeito; ou seja, a percepção do objeto como fenômeno externo, e não como entidade projetiva, ou melhor, o reconhecimento do objeto como entidade em si mesmo.[3]

A mudança (da relação ao uso) significa que o sujeito destrói o objeto. A partir desse ponto, um filósofo de torre de marfim poderia argumentar que o uso do objeto, portanto, não existe na prática: se o objeto é externo, ele é destruído pelo sujeito. Mas, se esse mesmo filósofo descer de sua torre e se aproximar do paciente, descobrirá que existe uma posição intermediária. Em outras palavras, ele descobrirá que, depois que "o sujeito se relaciona com o objeto", o "sujeito destrói o objeto" (à medida que este se externaliza); e, depois disso, pode ser que "o objeto sobreviva à destruição perpetrada pelo paciente". No entanto, essa

---

2   Ao escolher "The Maturational Processes and the Facilitating Environment" como título do meu livro para a *International Psycho-Analytical Library* (1965), demonstrei como fui influenciado pela dra. Phyllis Greenacre (1960) no Congresso de Edimburgo. Infelizmente, falhei em reconhecer esse fato no livro.
3   Nesse aspecto, meu ponto de vista foi influenciado por W. Clifford M. Scott (comunicação pessoal, por volta de 1940).

sobrevivência pode não acontecer. Dessa maneira, chegamos a uma nova característica da teoria da relação de objeto. O sujeito diz ao objeto: "Eu destruí você", mas o objeto está lá para receber a comunicação. De agora em diante o sujeito diz: "Olá, objeto! Eu destruí você"; "Eu amo você"; "Você tem valor para mim porque sobreviveu quando o destruí"; "Embora ame você, eu o destruo o tempo todo em minha *fantasia* (inconsciente)". É nesse ponto que a fantasia começa para o indivíduo. O sujeito pode agora *usar* o objeto que sobreviveu. É importante destacar que o sujeito não destrói o objeto simplesmente porque este está fora da área de controle onipotente. Além disso, é igualmente importante afirmar o inverso: é a destruição do objeto que o retira da área de controle onipotente. Desse modo, o objeto desenvolve sua própria vida e autonomia e (quando sobrevive) contribui com o sujeito, conforme suas propriedades específicas.

Em outras palavras, devido à sobrevivência do objeto, o sujeito pode começar a viver no mundo dos objetos, obtendo ganhos imensuráveis; porém, o preço a ser pago é a aceitação da destruição em curso na fantasia inconsciente vinculada à relação de objeto.

Repito: essa é uma posição à qual o indivíduo pode chegar nos estágios iniciais do crescimento emocional por meio da sobrevivência de objetos investidos que passam pelo processo de serem destruídos porque são reais e de se tornarem reais porque foram destruídos (porque são destrutíveis e prescindíveis).

A partir do momento em que esse estágio é alcançado, os mecanismos projetivos ajudam a *perceber que o objeto está presente*, embora não sejam *a razão para a sua presença*. Em minha opinião, isso difere da teoria, que tende a uma concepção de realidade externa limitada aos mecanismos projetivos do indivíduo.

Estou chegando praticamente ao final de minha definição. Entretanto, ainda falta algo, pois não posso dar por certa a acei-

6. O USO DE UM OBJETO E A RELAÇÃO POR MEIO DE IDENTIFICAÇÕES

tação do fato de que o primeiro impulso na relação do sujeito com o objeto (percebido objetivamente, não subjetivo) é destrutivo. (Mais cedo usei a expressão "com indiferença" para permitir que o leitor imagine algo naquele momento, mas sem apontar demais o caminho.)

O postulado central dessa tese é de que, embora o sujeito não destrua o objeto subjetivo (projeção material), a destruição ocorre e se torna uma característica central, uma vez que o objeto é objetivamente percebido, tem autonomia e pertence à realidade "compartilhada". Ao menos para mim, essa é a parte difícil da tese.

Em geral, compreende-se que o princípio da realidade leva o indivíduo à raiva e à reação destrutiva. Porém, minha tese é de que a destruição tem um papel na construção da realidade, colocando o objeto para fora do self. Mas, para que isso aconteça, são necessárias condições favoráveis.

Trata-se simplesmente de examinar o princípio da realidade com força plena. Do meu ponto de vista, estamos familiarizados com a mudança por meio da qual os mecanismos de projeção permitem que o sujeito tome consciência do objeto. Isso não é o mesmo que afirmar que o objeto existe para o sujeito como resultado dos mecanismos de projeção deste. À primeira vista, o observador usa palavras que parecem se aplicar a ambas as ideias de uma vez e ao mesmo tempo, mas examinando de perto perceberemos que essas duas ideias realmente não são idênticas. Esse é o alvo deste estudo.

Nesse ponto do desenvolvimento, o sujeito cria o objeto no sentido de que descobre a existência da externalidade; porém, é preciso acrescentar que essa experiência depende da capacidade de sobrevivência do objeto. (É importante dizer que, nesse contexto, "sobreviver" significa "não retaliar".) Se esses temas aparecem na análise, então o analista, a técnica e o *setting* analítico se apresentam como sobreviventes ou não dos ataques destrutivos do paciente. Essa atividade destrutiva é a tentativa dele de colocar o analista fora da área de controle onipotente, ou seja, como parte do mundo. Sem a experiência da destrutividade máxima (objeto não protegido), o sujeito nunca coloca o analista para fora e, portanto, vivencia apenas uma espécie de autoanálise, em que o analista é usado como projeção de parte do self. Assim, em termos de alimentação, o paciente consegue se nutrir apenas do self, sendo incapaz de usar o seio para engordar. Ele pode até desfrutar da experiência analítica, mas não passará por uma mudança fundamental.

E se o analista é um fenômeno subjetivo, o que dizer da eliminação de dejetos? Outro enunciado é necessário, em termos de aproveitamento.[4]

Na prática psicanalítica, as mudanças positivas surgidas nessa área podem ter um efeito profundo. Elas não dependem do trabalho interpretativo, mas da sobrevivência do analista aos ataques, que envolvem e incluem a ideia de ausência de retaliação. O analista pode encontrar dificuldades para suportar esses ataques,[5] em especial quando são expressos em forma de delírio ou de uma manipulação que o leva a fazer coisas tecnicamente ruins. (Refiro-me a isso como algo que não é confiável em momentos em que a confiabilidade é tudo o que importa ou como sobrevivência em termos de manutenção da vida e da ausência de retaliação.)

---

[4] A próxima tarefa para quem trabalha na área dos fenômenos transicionais é reformular o problema em termos de descarte.

[5] Quando o analista sabe que o paciente anda armado, tenho a impressão de que esse trabalho não pode ser realizado.

6. O USO DE UM OBJETO E A RELAÇÃO POR MEIO DE IDENTIFICAÇÕES

O analista sente vontade de interpretar, mas isso pode prejudicar o processo e o paciente pode ver isso como um tipo de autodefesa, como se o analista se esquivasse do seu ataque. É melhor esperar até que essa fase termine e só então conversar com o paciente sobre o que aconteceu. Sem dúvida, essa é uma postura aceitável, já que o analista tem suas próprias necessidades, mas a interpretação verbal não é necessária nesse momento e apresenta uma série de perigos. O essencial é que ele sobreviva e mantenha intacta a técnica analítica. Imagine como deve ser traumática a morte real do analista em meio a esse processo. Ainda assim, nem sua morte é tão ruim quanto o desenvolvimento de uma atitude de retaliação em relação ao paciente. Este tem simplesmente que assumir esses riscos. De modo geral, o analista sobrevive a essas fases do movimento de transferência e, após cada fase, surge uma recompensa em termos de amor, reforçada pelo pano de fundo da destruição inconsciente.

Parece-me que a ideia de uma fase de desenvolvimento que envolve essencialmente a sobrevivência do objeto não afeta a teoria das raízes da agressividade. De nada vale dizer que um bebê com poucos dias de vida tem inveja do seio. Entretanto, é legítimo afirmar que, a partir do momento em que ele começa a atribuir ao seio uma posição externa (fora da área de projeção), isso significa que a destruição do seio se tornou uma característica. Refiro-me ao impulso de destruição. Uma parte importante do que a mãe faz é ser a primeira pessoa a conduzir o bebê através da primeira das muitas versões de ataques aos quais irá sobreviver. Devido à relativa fragilidade da criança, esse é o momento certo no desenvolvimento infantil para que se possa sobreviver com alguma facilidade à destruição. Mesmo assim, essa é uma situação delicada; é muito comum que a mãe reaja com moralismo quando o bebê morde e machuca.[6] Porém, a linguagem que envolve "o seio" é jargão. Estão em jogo todas as áreas de desenvolvimento e manejo nas quais a adaptação está relacionada à dependência.

Veremos que, embora eu use a palavra "destruição", a destruição real está ligada ao fracasso do objeto em sobreviver. Sem esse fracasso, a destruição ainda é possível. A palavra "destruição" é necessária, não em decorrência do impulso destrutivo do bebê, mas porque existe uma chance de que o objeto não sobreviva, o que também significa uma mudança de qualidade, de atitude.

O modo de observar as coisas que apresentei neste capítulo possibilita uma nova forma de abordar o tema das raízes da agressividade. Por exemplo, não é necessário dar à agressividade inata mais crédito do que lhe cabe, ao lado de tantas outras características inatas. Sem dúvida, a agressividade inata é variável, do ponto de vista quantitativo, assim como qualquer outra característica hereditária varia entre os indivíduos. Em contraste, são enormes as variações que surgem das diferenças nas experiências de diversos bebês recém-nascidos, dependendo de como são conduzidos, ou não, por essa fase tão difícil. Essas variações no campo da experiência de fato são enormes. Além disso, com frequência os bebês que passam bem por essa fase são *clinicamente* mais agressivos do que aqueles que não o fazem, e para quem a agressividade não pode ser alcançada senão na posição vulnerável de objeto de ataque.

Isso envolve reescrever a teoria das raízes da agressividade, já que boa parte do que foi escrito pelos analistas não leva em

---

6   Na verdade, o desenvolvimento do bebê é extremamente dificultado quando ele já nasce com um dente formado, pois não é possível experimentar atacar o seio com a gengiva.

6. O USO DE UM OBJETO E A RELAÇÃO POR MEIO DE IDENTIFICAÇÕES

conta o que discutimos neste capítulo. Na teoria ortodoxa, o pressuposto constante é de que a agressividade é uma reação ao encontro com o princípio da realidade, enquanto, para nós, é o impulso destrutivo que cria a externalidade. Isso é fundamental para a estrutura do meu argumento.

Olhemos por um momento para o local exato desse ataque e da sobrevivência na hierarquia das relações. A aniquilação é mais primitiva e bastante diferente. Aniquilação significa "ausência de esperança"; a catexia definha porque nenhum retorno advém como produto desse condicionamento. Por outro lado, o ataque enraivecido relativo ao encontro com o princípio da realidade é um conceito mais sofisticado, posterior à destruição que postulei neste capítulo. *Não há raiva na destruição do objeto à qual me refiro*, ainda que possamos dizer que a sobrevivência do objeto gera alegria. A partir desse momento, ou surgindo dessa fase, o objeto sempre é destruído *na fantasia*. A qualidade de "sempre ser destruído" leva a realidade do objeto sobrevivente a ser percebida como tal, fortalecendo o tom do sentimento e contribuindo para a constância do objeto. Agora o objeto pode ser usado.

Gostaria de concluir com uma nota sobre os termos "usar" e "uso". Com "uso" não quero dizer "exploração". Como analistas, sabemos como é sermos usados, o que significa que podemos enxergar o fim do tratamento, mesmo que isso só venha a acontecer dentro de muitos anos. Inúmeros pacientes já chegam com esse problema resolvido – eles conseguem usar objetos e conseguem usar a análise, assim como usaram os pais, os irmãos e seus lares. Entretanto, muitos precisam que sejamos capazes de atribuir a eles a capacidade de nos usar. Essa é a tarefa analítica desses pacientes. Para atender às suas necessidades, precisamos compreender o que digo sobre nossa sobrevivência diante da destrutividade do paciente. Um pano de fundo de destruição inconsciente do analista se faz presente e temos que sobreviver a ele, pois, do contrário, estaremos diante de mais um caso de análise interminável.

Resumo

A relação de objeto pode ser descrita nos termos da experiência do sujeito. A descrição do uso do objeto, por sua vez, deve levar em consideração a natureza do objeto. Coloco em debate a razão pela qual, em minha opinião, a capacidade de usar um objeto é mais sofisticada que a capacidade de se relacionar com eles; e a relação pode se dar com um objeto subjetivo, ao passo que o uso pressupõe que o objeto faz parte da realidade externa.

A seguinte sequência pode ser observada: 1) O sujeito se *relaciona* com o objeto; 2) O objeto começa a ser encontrado, em vez de ser colocado no mundo pelo sujeito; 3) O sujeito *destrói* o objeto; 4) O objeto sobrevive à destruição; 5) O sujeito pode *usar* o objeto.

O objeto sempre é destruído. Essa destruição se torna o pano de fundo inconsciente do amor pelo objeto real; ou seja, um objeto que se encontra fora da área de controle onipotente do sujeito.

Estudar esse problema envolve afirmar o valor positivo da destrutividade. Esta, aliada à sobrevivência do objeto à destruição, retira-o da área dos objetos criados pelos mecanismos projetivos mentais do sujeito. Cria-se, dessa maneira, uma realidade compartilhada que o sujeito pode usar e que o alimenta com uma substância diferente-de-mim.

7
A LOCALIZAÇÃO DA EXPERIÊNCIA CULTURAL

As crianças brincam na beira da praia dos mundos sem-fim.
RABINDRANATH TAGORE

Neste capítulo, quero desenvolver um tema sobre o qual falei rapidamente durante o banquete organizado pela British Psycho-Analytical Society em comemoração à publicação integral da *Standard Edition* das obras de Freud (Londres, 8 de outubro de 1966).[1] Em minha tentativa de homenagear James Strachey, afirmei:

> Em sua topografia da mente, Freud não determina um lugar para a experiência da cultura. Ele deu um novo valor à realidade psíquica interna e, a partir daí, um novo valor para coisas reais e verdadeiramente externas. Usou o termo "sublimação" para indicar o caminho para o lugar em que a experiência cultural é

---
[1] Publicado em *International Journal of Psycho-Analysis*, v. 48, parte 3 (1967).

relevante, mas talvez não tenha chegado ao ponto de nos dizer onde, na mente, se encontra a experiência cultural.

Quero agora ampliar essa ideia e buscar uma afirmação positiva que possa ser examinada criticamente. Farei isso usando minha própria linguagem.

A citação de Tagore sempre me intrigou. Quando eu era adolescente, não fazia ideia de seu significado, mas mesmo assim ela deixou em mim uma marca indelével.

Assim que me tornei freudiano, *soube* o que ela significava. O mar e a praia representavam a relação interminável entre homem e mulher, e a criança surgia dessa união para ter um breve momento antes de, por sua vez, se tornar adulta ou gerar filhos. Então, quando me tornei estudante do simbolismo inconsciente, eu *soube* (pois sempre se *sabe*) que o mar é a mãe e que a criança nasce na beira da praia. Os bebês saem do mar e são vomitados na praia, como Jonas e a baleia. Então a praia é o corpo da mãe, uma vez que a criança nasceu, e mãe e bebê, agora viável, começam a se conhecer.

Comecei a perceber que, por trás disso, há o conceito sofisticado de relação genitor-filho e que poderia haver um ponto de vista infantil e pouco sofisticado, diferentemente do ponto de vista da mãe ou do observador, e que analisar o ponto de vista da criança pode trazer ótimos resultados. Durante muito tempo, minha mente permaneceu em um estado de desconhecimento que se cristalizou em minha formulação dos fenômenos transicionais. Nesse ínterim, brinquei com o conceito de "representações mentais", descrevendo-o em termos de objetos e fenômenos localizados na realidade psíquica pessoal e percebidos como internos; além disso, acompanhei o efeito dessa operação nos mecanismos mentais de projeção e de introjeção. Entretanto,

7. A LOCALIZAÇÃO DA EXPERIÊNCIA CULTURAL

percebi que *a brincadeira não é nem uma questão de realidade psíquica interna nem de realidade material externa.*

Chego agora ao tema central deste capítulo e à seguinte questão: *se a brincadeira não está nem dentro nem fora, onde ela está?* Eu me aproximava da ideia que expresso aqui em meu artigo "The Capacity to Be Alone" (1958b), no qual afirmei que, inicialmente, a criança está sozinha apenas na presença de outra pessoa. Naquele artigo, não desenvolvi a ideia de um espaço compartilhado na relação entre a criança e outra pessoa.

Meus pacientes (sobretudo quando são regredidos e dependentes na transferência ou nos sonhos transferenciais) me ensinaram a encontrar a resposta para a questão: onde está a brincadeira? Desejo resumir em uma afirmação teórica o que aprendi em meu trabalho psicanalítico.

Aleguei que, quando testemunhamos o uso de um objeto transicional – a primeira posse não eu – por parte da criança, estamos diante tanto do primeiro uso que a criança faz de um símbolo como da primeira experiência do brincar. Uma parte essencial de minha formulação dos fenômenos transicionais é que concordamos em nunca questionar o bebê: você criou este objeto ou ele estava convenientemente a sua disposição? Em outras palavras, uma característica fundamental dos fenômenos e objetos transicionais é a qualidade de nossa atitude ao observá-los.

O objeto é um símbolo da união entre o bebê e a mãe (ou parte da mãe). É possível localizar esse símbolo: ele está posicionado no espaço e no tempo em que a mãe faz uma transição (na mente do bebê), deixando de estar fundida com o bebê e passando a ser vivenciada como um objeto a ser percebido, em vez de concebido. O uso de um objeto simboliza a união entre duas coisas separadas, o bebê e a mãe, *no ponto, no tempo e no espaço em que se inicia sua separação*.[2]

Uma complicação surge a partir do instante em que começamos a refletir sobre essa ideia: é necessário definir que, se o uso que o bebê faz do objeto constitui outra coisa (ou seja, se é mais que uma atividade que pode ser detectada mesmo em bebês que nascem sem cérebro), então esse deve ser o início da formação de uma imagem do objeto na mente ou na realidade psíquica pessoal dele. Porém, a representação mental do mundo interno permanece relevante – ou a *imago* do mundo interno é mantida viva – por meio do reforço dado pela presença da mãe externa, separada e concreta, assim como de sua técnica de cuidado infantil.

Vale a pena tentar formular isso em termos que deem o devido valor ao fator temporal. A sensação da existência materna dura x minutos. Se a mãe está longe há mais de x minutos, então a *imago* se desvanece e, com ela, cessa a capacidade do bebê de usar o símbolo da união. O bebê fica angustiado, mas essa angústia logo é *reparada*, já que a mãe retorna em $x+y$ minutos. Em $x+y$ minutos, o bebê não sofreu alteração. Mas em $x+y+z$ minutos ele fica *traumatizado*. Em $x+y+z$ minutos, o retorno da mãe não repara o estado alterado do bebê. O trauma implica que ele sofreu uma interrupção na continuidade da vida, de maneira que as defesas primárias se organizam agora para defendê-lo contra a repetição de uma "ansiedade impensável" ou do retorno de um estado agudo de confusão pertencente à desintegração da estrutura nascente do ego.

2   É necessário simplificar o assunto pela referência ao uso de objetos, mas o título de meu artigo original era "Transitional Objects and Transitional Phenomena" (1951).

7. A LOCALIZAÇÃO DA EXPERIÊNCIA CULTURAL

Devemos presumir que a grande maioria dos bebês jamais vivencia uma quantidade de deprivação $x+y+z$. Isso significa que a maioria das crianças não carrega consigo por toda a vida o conhecimento da experiência da loucura. Loucura, nesse caso, representa uma *ruptura* com aquilo que existe no momento de uma *continuidade pessoal da existência*. Após a "recuperação" da deprivação $x+y+z$, o bebê precisa recomeçar, permanentemente deprivado da raiz que poderia proporcionar uma *continuidade com o início pessoal*. Isso implica a existência de um sistema de memória e de uma organização das memórias.

Por outro lado, os bebês são constantemente *curados* dos efeitos da deprivação $x+y+z$ pela mãe, cujos mimos *reparam* a estrutura do ego. Essa reparação da estrutura do ego restabelece a capacidade do bebê de usar um símbolo de união, de modo que ele volta a permitir a separação e até a se beneficiar dela. *Este é o espaço que decidi examinar*: a separação que não é uma separação, mas uma forma de união.[3]

Foi em um ponto importante da fase em que eu estava desenvolvendo essas ideias, no início da década de 1940, que Marion Milner, em uma conversa particular, esclareceu para mim a tremenda importância da ação recíproca que ocorre

---

[3] Merrell Middlemore (1941) percebeu a infinita riqueza das técnicas entrelaçadas do casal envolvido no cuidado do bebê. Ela se aproximou do que busco definir aqui. Há um rico material para observarmos e desfrutarmos nesse campo dos relacionamentos corporais que podem existir (mesmo que nem sempre) entre o bebê e a mãe, em especial se, no momento em que fizermos nossas observações (sejam elas diretas ou na psicanálise), não pensarmos simplesmente em termos de erotismo oral com satisfação ou frustração etc. Ver também Hoffer (1949, 1950).

entre as bordas de duas cortinas ou na superfície de uma jarra que é colocada em frente a outra jarra (ver Milner, 1969).

É preciso destacar que os fenômenos que estou descrevendo não atingem um clímax. Isso os distingue de fenômenos de base instintiva, em que o elemento orgiástico desempenha um papel fundamental e as satisfações são intimamente ligadas ao clímax.

Porém, esses fenômenos – que têm realidade na área cuja existência postulo – pertencem *à experiência* da relação de objeto. Podemos pensar na "eletricidade" que parece ser gerada pelo contato íntimo ou significativo, que é característica, por exemplo, de quando duas pessoas se apaixonam. Esses fenômenos da área do brincar são infinitamente variáveis, em contraste com a relativa estereotipia dos fenômenos relacionados ao funcionamento corporal pessoal ou à realidade do ambiente.

Os psicanalistas que deram a devida importância à experiência instintiva e às reações à frustração deixaram de afirmar com clareza ou convicção similar a enorme intensidade das experiências sem clímax que chamamos de brincar. Partindo de doenças psiconeuróticas e de defesas do ego relacionadas à ansiedade oriunda da vida instintiva, costumamos avaliar a saúde de acordo com o estado das defesas do ego. Dizemos que ele é saudável quando essas defesas não são rígidas, e assim por diante. Mas raramente chegamos ao ponto em que podemos começar a descrever a vida para além da doença, ou em sua ausência.

Em outras palavras, ainda precisamos encarar a questão sobre *o que é a própria vida*. Nossos pacientes psicóticos nos forçam a dar atenção a esse tipo de problema básico. Agora vemos que não é a satisfação instintiva que faz o bebê começar a ser, a sentir que a vida é real e a descobrir que vale a pena

7. A LOCALIZAÇÃO DA EXPERIÊNCIA CULTURAL

vivê-la. Na verdade, as gratificações instintivas começam como funções parciais e se transformam em *seduções*, a não ser quando se baseiam na capacidade individual de vivenciar uma experiência total e experiências na área dos fenômenos transicionais. O self deve preceder o uso do instinto pelo self; o cavaleiro deve conduzir o cavalo, e não ser levado por ele. Eu poderia citar Buffon: *"Le style est l'homme même"*. Quando falamos de um homem, referimo-nos a ele *em conjunto* com a somatória de suas experiências culturais. O todo forma a unidade.

Utilizei o termo "experiência cultural" como extensão da ideia de fenômenos transicionais e de brincadeira, mas sem a certeza de ser capaz de definir a palavra "cultura". Na verdade, estou destacando a experiência. Quando uso a palavra "cultura", penso nas tradições herdadas; em algo que é comum à humanidade, que pode receber a contribuição de grupos e de indivíduos, e a que todos podemos recorrer *desde que tenhamos um lugar onde colocar o que encontrarmos*.

Dependemos aqui de alguma forma de registro. Sem dúvida, perdeu-se muito das primeiras civilizações, mas nos mitos produzidos pela tradição oral é possível falar de um fundo cultural constituído ao longo de 6 mil anos de história da cultura humana. A história contada por meio do mito persiste até os dias de hoje, embora os historiadores se esforcem para encontrar uma objetividade que nunca será alcançada, ainda que deva ser perseguida.

Talvez eu já tenha dito o suficiente para mostrar tanto o que sei como o que não sei sobre o significado da palavra "cultura". Contudo, uma questão secundária que me interessa é o fato de que, em qualquer campo cultural, *é impossível ser original, a não ser com base na tradição*. Por outro lado, nenhum produtor de cultura repete o outro – a não ser como citação deliberada –, e o plágio é o pecado mortal do campo cultural. O interjogo entre a originalidade e a aceitação da tradição como base para a criatividade me parece ser apenas mais um exemplo – um exemplo muito empolgante, por sinal – do interjogo entre separação e união.

Devo me dedicar um pouco mais a esse tema, dando atenção às primeiras experiências do bebê, quando as diversas capacidades estão surgindo e cuja ontogênese só é possível graças à adaptação extremamente sensível da mãe às necessidades do bebê, devido à sua identificação com ele. (Refiro-me aos estágios do crescimento anteriores à aquisição, por parte do bebê, de mecanismos mentais que logo se tornam disponíveis para a organização de defesas complexas. Repito: após as primeiras experiências, o bebê humano deve percorrer certa distância antes de desenvolver a maturidade necessária para ser profundo.)

Essa teoria não afeta minha crença a respeito da etiologia da psiconeurose nem o tratamento de pacientes psiconeuróticos; ela também não entra em choque com a teoria freudiana, que estrutura a mente em termos de ego, id e superego. Porém, o que digo afeta nosso questionamento sobre o que é a vida. É possível curar um paciente e, ainda assim, não saber o que o leva a continuar vivendo. Para nós, é fundamental reconhecer abertamente que a ausência de uma doença psiconeurótica pode ser saúde, mas não é vida. Os pacientes psicóticos que variam o tempo todo entre viver e não viver nos forçam a abordar esse problema, que *não pertence aos psiconeuróticos, mas a todos os seres humanos*. Afirmo que esses mesmos fenômenos da vida e da morte para nossos pacientes esquizoides ou borderline, estão presentes nas experiências culturais que dão continuidade à raça humana e transcendem a existência pessoal. Parto do pressuposto de que as experiências culturais

7. A LOCALIZAÇÃO DA EXPERIÊNCIA CULTURAL

estão em continuidade direta com a brincadeira, a brincadeira daqueles que ainda não ouviram falar de jogos.

Tese principal

Eis aqui minhas principais proposições:

1. O lugar onde a experiência cultural se localiza é o *espaço potencial* entre o indivíduo e o ambiente (originalmente o objeto). Pode-se dizer o mesmo do brincar. Experiências culturais começam com a vida criativa manifestada inicialmente na brincadeira.
2. Para cada indivíduo, o uso desse espaço é determinado pelas *experiências de vida* que ocorrem ainda nos primeiros estágios de sua existência.
3. Desde o início, o bebê tem as experiências mais intensas *no espaço potencial entre o objeto subjetivo e o objeto objetivamente percebido*, entre as extensões do eu e do não eu. Esse espaço potencial existe no interjogo entre a não existência e a existência de fenômenos e objetos que estão fora do controle onipotente.
4. Nesse ponto, todos os bebês têm experiências favoráveis e desfavoráveis. A dependência atinge seu ponto máximo. O espaço potencial ocorre apenas *em relação a um sentimento de segurança* por parte do bebê, ou seja, de uma segurança relativa à confiabilidade da figura materna ou dos elementos ambientais, tendo a segurança como evidência de uma confiabilidade que está sendo introjetada.
5. Para estudar a brincadeira e, em seguida, a vida cultural do indivíduo, é preciso conhecer o destino do espaço poten-

cial entre qualquer bebê e a figura materna humana (e, portanto, falível), essencialmente adaptável por causa do amor.

Se pudermos considerar essa área parte da organização do ego, estaremos diante de uma parte do ego que não é o ego corporal, ou seja, que não é fruto de um padrão de *funcionamento* corporal, e sim de *experiências* corporais. Essas experiências ocorrem no âmbito de uma relação de objeto não orgiástica, ou que pode ser chamada de aparentada ao ego, no espaço em que se pode dizer que a *continuidade* dá lugar à *contiguidade*.

Continuação do argumento

Essa afirmação demanda uma análise do destino desse espaço potencial, que pode ou não ganhar destaque e se tornar uma área vital da vida mental da pessoa em desenvolvimento.

O que acontece quando a mãe consegue, de uma posição de adaptação completa, iniciar um fracasso gradual na adaptação? Esse é o cerne da questão e exige estudo, já que afeta nossa técnica analítica quando atendemos pacientes regredidos, no sentido de serem dependentes. Na média das boas experiências nesse campo do manejo (que começa tão cedo e está sempre recomeçando), o bebê encontra um prazer intenso, até mesmo doloroso, associado à brincadeira imaginativa. Não existem regras para o jogo, de modo que tudo é criativo e, ainda que o brincar seja parte da relação de objeto, tudo o que acontece é pessoal para o bebê. Todas as coisas físicas são elaboradas pela imaginação e investidas da qualidade de algo que acontece pela primeira vez. Será que posso afirmar que esse é o significado da palavra "catexizar"?

7. A LOCALIZAÇÃO DA EXPERIÊNCIA CULTURAL

Sei que estou no território do conceito de "busca do objeto", cunhado por Fairbairn (1941) (em oposição à "busca de satisfação").

Como observadores, notamos que tudo na brincadeira já foi feito e já foi tocado antes, que todos os cheiros já foram sentidos e que onde aparentemente existem símbolos específicos da união entre bebê e mãe (objetos transicionais) esses objetos foram adotados, não criados. Ainda assim, *para o bebê* (se a mãe for capaz de fornecer as condições corretas), todos os detalhes da vida dele são exemplos de vida criativa. Todo objeto é um objeto "encontrado". Se tiver a chance, o bebê começa a viver criativamente e a usar objetos concretos para mostrar-se criativo neles e com eles. Se o bebê não tem essa chance, não existirá uma área na qual possa brincar ou ter experiências culturais; dessa maneira, ele não terá ligação com sua herança cultural e não fará contribuições para o fundo cultural.

A "criança deprivada" é notoriamente inquieta e incapaz de brincar, além de ter uma capacidade limitada de vivenciar o campo cultural. Essa observação leva ao estudo dos efeitos da deprivação no momento em que ocorre a perda do que se considerava confiável. Para estudar os efeitos da perda em qualquer estágio inicial, é preciso observar essa área intermediária ou esse espaço potencial entre o sujeito e o objeto. A falta de confiabilidade ou a perda do objeto representa para a criança a perda da área da brincadeira e de um símbolo relevante. Em circunstâncias favoráveis, o espaço potencial se torna repleto de produtos da imaginação criativa do próprio bebê. Em circunstâncias desfavoráveis, o uso criativo de objetos não ocorre ou é relativamente incerto. Descrevi em outro texto (Winnicott, 1960a) como a defesa do self falso aparece, ao esconder o self verdadeiro, que tem o potencial de fazer uso criativo dos objetos.

Em casos de fracasso prematuro da confiabilidade ambiental, existe um perigo diferente: que o espaço potencial seja preenchido por coisas injetadas por alguém que não o bebê. Aparentemente, tudo o que ocupa esse espaço, mas veio de outra pessoa, é material persecutório, que o bebê não tem meios de rejeitar. Os analistas devem estar atentos para não criar um sentimento de confiança e uma área intermediária onde a brincadeira pode ocorrer e, então, injetar nessa área, ou inflá-la com, interpretações que, na verdade, são produto de suas próprias imaginações criativas.

Cito o artigo (1966) do analista junguiano Fred Plaut: "A capacidade de formar imagens e de usá-las construtivamente por meio da recombinação em novos padrões depende – ao contrário de sonhos e fantasias – da habilidade individual para confiar".

Nesse contexto, "confiança" é uma palavra que demonstra a compreensão do que quero dizer com estabelecer a segurança com base na experiência, em um momento de máxima dependência, antes que se possa desfrutar e fazer uso da separação e da independência.

Creio que chegou o momento de a teoria psicanalítica dedicar a devida atenção a essa *terceira área*: a experiência cultural derivada da brincadeira. Os psicóticos nos instam a ter conhecimento dessa área fundamental para avaliarmos a vida dos seres humanos, e não apenas sua saúde. (As outras duas áreas são a realidade psíquica, ou pessoal, e o mundo concreto em que o indivíduo vive.)

7. A LOCALIZAÇÃO DA EXPERIÊNCIA CULTURAL

Resumo

Busquei chamar a atenção para a importância teórica e prática dessa terceira área – a da brincadeira –, que se expande na forma da vida criativa e de toda a vida cultural humana. Essa terceira área foi comparada com a realidade psíquica interna, ou pessoal, e com o mundo concreto em que o indivíduo vive e que pode ser objetivamente percebido. Localizei essa importante área de *experiência* no espaço potencial entre o indivíduo e o ambiente, que inicialmente une e separa o bebê e a mãe, quando o amor materno – que se manifesta como confiabilidade humana – dá ao bebê um senso de confiança ou de segurança no fator ambiental.

Salientamos a extrema variabilidade desse espaço potencial (de indivíduo para indivíduo), ao passo que as duas outras localizações – a realidade psíquica, ou pessoal, e o mundo concreto – são relativamente constantes, pois uma é biologicamente determinada, enquanto a outra é um bem comum.

O espaço potencial entre o bebê e a mãe, entre a criança e a família, entre o indivíduo e a sociedade ou o mundo, depende de experiências que levem à confiança. Pode-se dizer que esse espaço é sagrado para o indivíduo, pois é aí que ele vive criativamente.

Por outro lado, a exploração dessa área leva a uma condição patológica na qual o indivíduo se vê atravancado por elementos persecutórios dos quais não consegue se livrar.

Com base nisso, é possível ver como é importante para o analista reconhecer a existência desse lugar – o único lugar onde a brincadeira pode começar, um lugar que fica no momento da continuidade-contiguidade, onde os fenômenos transicionais se originam.

Espero ter começado a responder à minha própria pergunta: onde se localiza a experiência cultural?

8

O LUGAR EM QUE VIVEMOS

Gostaria de examinar o lugar – em sentido abstrato – em que passamos a maior parte do tempo enquanto experimentamos a vida.[1]

Pela linguagem que escolhemos, mostramos nosso interesse natural por esse tema. Posso estar *no meio* de uma bagunça e, então, sair de dentro dela ou posso colocar as coisas em ordem para que eu saiba, ao menos por um tempo, *onde estou*. Também posso sentir que estou *em alto-mar* e que me norteio para chegar ao porto (qualquer porto em meio a uma tempestade) e, quando encontro terra firme, decido construir uma casa *sobre* as rochas, e não sobre a areia; e *em* minha própria casa, que (como sou inglês) é meu castelo, estou *no* sétimo céu.

Sem distorcer a linguagem cotidiana, eu poderia falar de meu comportamento no mundo da realidade externa (ou compartilhada) ou poderia ter uma experiência interior, ou mística, agachado no chão enquanto contemplo meu umbigo.

---

[1] Trata-se de outra definição do tema do capítulo anterior, escrito para um público diferente.

8. O LUGAR EM QUE VIVEMOS

Talvez seja um uso um tanto moderno da palavra "interior" em referência à realidade psíquica, dando a entender que existe um lado de dentro, onde é possível acumular a fortuna pessoal (ou expor a pobreza) durante nosso crescimento emocional e o estabelecimento da personalidade.

Eis aqui dois lugares: dentro e fora do indivíduo. Mas será que isso é tudo?

Ao refletir sobre a vida dos seres humanos, há aqueles que gostam de pensar superficialmente em termos de comportamento, de reflexos condicionados e de condicionamento; isso leva ao que é chamado de terapia comportamental. Mas a maioria de nós fica cansada de se restringir ao comportamento ou à vida extrovertida observável de pessoas que, queiram ou não, são motivadas pelo inconsciente. Em contraste, há aqueles que dão ênfase à vida "interior" e acreditam que os efeitos da economia, e mesmo da fome extrema, têm pouca ou nenhuma importância, quando comparados às experiências místicas. Para quem pertence a essa categoria, o infinito está no centro do self, enquanto para os behavioristas – que pensam em termos de realidade externa – o infinito vai além do universo, do início e do fim de um tempo que não tem nem fim nem começo.

Tento encontrar um meio-termo entre esses dois extremos. Se observarmos nossa vida, provavelmente descobriremos que, na maior parte do tempo, não estamos nem envolvidos em algum comportamento nem em estado de contemplação, mas em algum outro lugar. Eu me pergunto: onde? E tento sugerir uma resposta.

Uma zona intermediária

Na bibliografia psicanalítica e na vasta literatura influenciada por Freud, é possível encontrar uma tendência a dar atenção *ou* à vida do indivíduo em sua relação com objetos *ou então* à vida interna dele. Na vida da pessoa que se relaciona com objetos, torna-se como postulado um estado de tensão que o levaria a satisfazer seus instintos ou a se gratificar por meio do lazer. Porém, uma definição completa deveria incluir o conceito de deslocamento e todos os mecanismos de sublimação. Quando a excitação não leva à satisfação, a pessoa se vê envolta pelos desconfortos que a frustração gera, que incluem disfunção física e um sentimento de culpa ou o alívio gerado pela descoberta de um bode expiatório ou um perseguidor.

No que se refere às experiências místicas, de acordo com a literatura psicanalítica, a pessoa que observamos está sonhando enquanto dorme ou, se está desperta, passa por um processo análogo à elaboração onírica enquanto está acordada. Todos os humores estão aí e a fantasia inconsciente desses humores varia desde a idealização, de um lado, até o terror da destruição de tudo o que é bom, do outro, trazendo os extremos do júbilo e do desespero, do bem-estar físico e da sensação de doença e a ânsia de se suicidar.

Naturalmente, esse é um resumo rápido e distorcido de uma vasta literatura. Porém, não estou tentando fazer uma afirmação ampla, mas apenas destacar que os escritos psicanalíticos não parecem contar tudo o que queremos saber. Por exemplo, o que estamos fazendo quando ouvimos uma sinfonia de Beethoven, visitamos uma galeria de arte, lemos *Tróilo e Créssida* na cama ou jogamos tênis? O que uma criança está fazendo quando se senta no chão para brincar com seus brinquedos sob

8. O LUGAR EM QUE VIVEMOS

o olhar da mãe? O que um grupo de adolescentes está fazendo quando vai a um show de música pop?

Não se trata apenas do que fazemos. Outra pergunta precisa ser feita: onde estamos (se é que estamos em algum lugar)? Usamos os conceitos de interno e de externo, mas agora queremos mais um conceito. Onde estamos quando fazemos o que, na realidade, ocupa grande parte de nosso tempo? Ou seja, onde estamos quando nos divertimos? O conceito de sublimação realmente dá conta de todo esse panorama? Seria vantajoso analisar a possível existência de um espaço de vida que não é apropriadamente descrito como "interno" ou "externo"?

Em sua palestra em comemoração ao aniversário de Freud, Lionel Trilling (1955) afirmou:

> Para [Freud], o uso da palavra [cultura] é positivo, mas, ao mesmo tempo, não podemos deixar de perceber que, naquilo que ele diz sobre cultura, existe um tom constante de exasperação e de resistência. A relação de Freud com a cultura deve ser descrita como ambivalente.

Creio que nessa palestra Trilling chama a atenção para a mesma inadequação a que me refiro, embora use termos distintos.

Devo destacar que observo aqui tanto a satisfação altamente sofisticada que o adulto sente diante da vida, da beleza ou de qualquer outra abstração humana como o gesto criativo do bebê que toca a boca da mãe e sente seus dentes enquanto a olha nos olhos e a enxerga criativamente. Para mim, o brincar leva naturalmente à experiência cultural, constituindo seu alicerce.

Assim, se meu argumento for convincente, teremos não apenas dois, mas três estados humanos que devem ser comparados. Observando os três, é possível notar uma característica especial que distingue o que chamo de experiência cultural (ou o brincar) dos outros dois estados humanos.

Se observarmos primeiro a realidade externa e o contato do indivíduo com ela por meio da relação de objeto e do uso do objeto, veremos que a realidade externa é constante; além disso, as capacidades instintivas que sustentam a relação de objeto e o uso do objeto são elas mesmas constantes para o indivíduo, ainda que variem de acordo com a fase, a idade e a capacidade deste de usar livremente seus impulsos instintivos. Nesse caso, somos mais ou menos livres de acordo com as leis que foram detalhadamente formuladas pela literatura psicanalítica.

Em seguida, observamos a realidade psíquica interna, a propriedade pessoal de cada indivíduo, desde que tenha atingido certo grau de integração madura, o que inclui o estabelecimento de um self integrado, com a existência implícita de um lado de dentro e de um lado de fora, assim como de uma membrana limitadora. Mais uma vez, vemos a constância própria da hereditariedade, da organização da personalidade, dos fatores ambientais introjetados e dos fatores pessoais projetados.

Em oposição a essas duas realidades, a área disponível para esse terceiro modo de vida (em que existem a experiência cultural e o brincar criativo) é extremamente variável entre os indivíduos. Isso ocorre porque essa área é produto das *experiências de cada pessoa* (bebê, criança, adolescente, adulto) no ambiente predominante. Existe um tipo de variabilidade qualitativamente diferente das variabilidades relativas ao fenômeno da realidade psíquica pessoal e à realidade externa ou compartilhada. A extensão dessa terceira área pode ser mínima ou máxima, dependendo do conjunto das experiências concretas.

Esse tipo especial de variabilidade me interessa e desejo examinar seu significado nesse momento. Para fazer essa análise, levo em consideração a posição – relativa ao indivíduo no mundo – em que se pode dizer que a experiência cultural (a brincadeira) "tem lugar".

Um espaço potencial

Trago para o debate a tese de que, para o brincar criativo e para a experiência cultural, incluindo seus desenvolvimentos mais sofisticados, a posição é o *espaço potencial* entre o bebê e a mãe. Refiro-me à área hipotética que existe (mas pode não existir) entre o bebê e o objeto (mãe, ou parte da mãe) durante a fase de repúdio do objeto como não eu, ou seja, ao final do estado de fusão com o objeto.

De um estado de fusão com a mãe, o bebê chega ao estágio em que começa a separar a mãe do self e ela diminui seu nível de adaptação às necessidades dele (devido à sua própria recuperação do elevado grau de identificação com ele em decorrência de sua percepção da nova necessidade do bebê, que agora precisa que ela seja um fenômeno separado).[2]

Isso é o mesmo que a área de risco a que se chega cedo ou tarde em todos os tratamentos psiquiátricos, depois que o paciente, sentindo-se seguro e capaz de viver devido à confiabilidade do analista, à capacidade deste de se adaptar às necessidades e à sua disposição em se envolver, começa a sentir que precisa se libertar e alcançar a autonomia. Assim como no caso do bebê e da mãe, o paciente não pode se tornar autônomo, a menos que o terapeuta esteja disposto a deixá-lo partir.

---

[2] Tratei longamente dessa tese em meu artigo "Primary Maternal Preoccupation" (1956).

Entretanto, qualquer movimentação que afaste o terapeuta do estado de fusão com o paciente é encarada com grande desconfiança, como se fosse sinal de um desastre.

Vale lembrar que, no exemplo que dei sobre o uso que o menino fez do cordão (capítulo 1), me referi a dois objetos como estando *unidos e separados* pelo fio. Esse é o paradoxo que aceito e não tento resolver. O processo por meio do qual o bebê separa o mundo dos objetos do self só é alcançado mediante a ausência de um espaço intermediário, e o espaço *potencial* é então preenchido da maneira que descrevo.

Pode-se dizer que não existe separação possível entre os seres humanos, apenas a ameaça da separação; e a ameaça é máxima ou minimamente traumática de acordo com a experiência dos primeiros distanciamentos.

Porém, alguém poderia perguntar como ocorre a separação entre sujeito e objeto, entre bebê e mãe, e como ela pode acontecer de maneira proveitosa para todos os envolvidos na maioria dos casos. E tudo isso a despeito da impossibilidade da separação. (O paradoxo deve ser tolerado.)

Podemos responder que, na *experiência* de vida do bebê – na verdade, na relação com a mãe ou a figura materna –, geralmente se desenvolve um grau de confiança na constância da mãe; ou (em outros termos, relacionados à psicoterapia) o paciente começa a sentir que a preocupação do terapeuta se origina não na necessidade de um dependente, mas na capacidade do terapeuta de se identificar com o paciente a partir do sentimento de "se eu estivesse no seu lugar...". Em outras palavras, o amor da mãe ou do terapeuta não se resume apenas a corresponder às necessidades da dependência, pois começa a oferecer ao bebê ou ao paciente a oportunidade de passar da dependência para a autonomia.

8. O LUGAR EM QUE VIVEMOS

Um bebê pode ser *alimentado* sem amor, mas o *manejo* impessoal ou sem amor não conseguirá produzir uma nova criança autônoma. Aqui, onde há confiança e constância, existe um espaço potencial que se transforma em uma infinita área de separação, que o bebê, a criança, o adolescente ou o adulto podem preencher criativamente com o brincar, transformado ao longo do tempo na fruição do patrimônio cultural.

A característica especial desse lugar em que a brincadeira e a experiência cultural têm espaço é que *sua existência depende de experiências vividas*, e não de tendências herdadas. Um bebê é tratado com empatia durante o processo de separação entre mãe e bebê, desenvolvendo uma área imensa para o brincar; já outro bebê tem uma experiência precária durante essa mesma fase, com poucas oportunidades de se desenvolver, exceto em termos de introversão e de extroversão. No segundo caso, o espaço potencial é irrelevante, já que nunca existiu um sentimento de confiança balizado pela constância, o que impossibilitou a autorrealização relaxada.

Na experiência do bebê mais afortunado (assim como da criança pequena, do adolescente e do adulto), o problema da separação não surge quando da desvinculação da mãe, pois, no espaço potencial entre bebê e mãe, o brincar criativo se revela, originando-se naturalmente do estado relaxado; é nesse ponto que se desenvolve o uso de símbolos que representam ao mesmo tempo os fenômenos do mundo externo e os fenômenos do indivíduo que está sendo observado.

As outras duas áreas não perdem importância por causa do que defino como uma terceira área. Se realmente estivermos examinando seres humanos, então devemos esperar observações que se sobreponham umas às outras. Os indivíduos se relacionam com o mundo de maneiras que os envolvem na gratificação instintiva, seja diretamente, seja de formas sublimadas. Também sabemos da enorme importância do sono e dos sonhos profundos que residem no cerne da personalidade, assim como da contemplação e da inconsequência mental relaxada e não direcionada. Apesar disso, o brincar e a experiência cultural são coisas que valorizamos de maneira especial; eles conectam o passado, o presente e o futuro; *ocupam o espaço e o tempo*. Demandam e obtêm nossa concentrada e deliberada atenção, mas sem o exagero de quem tenta se concentrar demais.

A mãe se adapta às necessidades do bebê e da criança que gradualmente se desenvolve em termos de temperamento e de personalidade, e essa adaptabilidade revela a medida da constância materna. O bebê vivencia essa constância ao longo do tempo, permitindo que a criança sinta segurança enquanto cresce. A segurança que o bebê percebe na constância da mãe e, assim, na de outras pessoas e coisas possibilita a separação entre o eu e o "não eu". Entretanto, também é possível dizer que essa separação é evitada quando o espaço potencial é preenchido pelo brincar criativo, pelo uso de símbolos e por tudo o que, por fim, compõe a vida cultural.

Em muitas pessoas, a falta de sentimento de segurança restringe a capacidade de brincar, devido às limitações do espaço potencial. Da mesma maneira, muita gente sofre com uma pobreza da vida cultural e da brincadeira, pois, embora tenha havido um lugar para a erudição, as pessoas que constituíam o mundo dessas crianças falharam parcialmente, já que deixaram de introduzir elementos culturais nas fases apropriadas do desenvolvimento da personalidade. Naturalmente, as limitações têm origem na relativa falta de erudição ou mesmo na falta de familiaridade com o patrimônio cultural que caracteriza as pessoas responsáveis pela criança.

8. O LUGAR EM QUE VIVEMOS

De acordo com o que descrevemos neste capítulo, é preciso, em primeiro lugar, proteger a relação entre bebê e mãe e entre bebê e genitor desde o início do desenvolvimento da criança, permitindo, assim, o surgimento do espaço potencial em que – por causa da confiança – ela possa brincar criativamente.

Em seguida, as pessoas que cuidam de crianças de todas as idades devem colocá-las em contato com elementos apropriados do patrimônio cultural, conforme as habilidades individuais, a idade emocional e a fase do desenvolvimento de cada criança.

Desse modo, é útil pensar em uma terceira área da vida humana, que não fica nem dentro do indivíduo nem do lado de fora, no mundo da realidade compartilhada. Essa vida intermediária ocuparia um espaço intermediário, negando a ideia de espaço e de separação entre o bebê e a mãe, assim como tudo aquilo que deriva desse fenômeno. Esse espaço potencial varia enormemente de um indivíduo para o outro e seu alicerce é a confiança na mãe, *vivenciada* pelo bebê durante um período suficientemente longo no difícil estágio em que eu e não eu se separam, quando o self autônomo começa a se estabelecer.

9

O PAPEL DE ESPELHO DA MÃE E DA FAMÍLIA NO DESENVOLVIMENTO INFANTIL

No desenvolvimento emocional individual, *o precursor do espelho é o rosto da mãe*. Desejo tratar da normalidade desse fator, assim como de sua psicopatologia.[1]

O artigo "Le stade du miroir" [O estágio do espelho] (1949), de Jacques Lacan, certamente me influenciou. Ele se refere ao uso do espelho no desenvolvimento do ego de cada indivíduo. Entretanto, Lacan não estabelece a relação entre o espelho e o rosto da mãe, como pretendo fazer neste capítulo.

Refiro-me exclusivamente a bebês que enxergam. Uma aplicação mais ampla dessa ideia, que inclua bebês com visão reduzida ou cegos, será feita apenas quando o tema principal for definido. A definição mais direta é a seguinte: nos primeiros estágios do desenvolvimento emocional do bebê humano, um papel fundamental é desempenhado pelo ambiente, que o bebê ainda não separou de si. Gradativamente, ocorre a separação entre eu e

---

1 Publicado em P. Lomas (org.), *The Predicament of the Family: A Psycho-Analytical Symposium*. Londres: Hogarth Press/Institute of Psychoanalysis, 1967.

não eu, e a velocidade desse processo varia de acordo com o bebê e o ambiente. As principais mudanças acontecem com a separação da mãe como característica ambiental objetivamente percebida. Se ninguém está presente para ser a mãe, a tarefa de desenvolvimento do bebê se torna infinitamente mais complicada.

Deixem-me simplificar a função do ambiente e afirmar em poucas palavras que ela envolve:

1 segurar;
2 manusear;
3 apresentar objetos.

O bebê pode reagir a essas provisões ambientais, mas o resultado nele é o máximo amadurecimento pessoal. Nesse estágio, ao usar a palavra "amadurecimento", pretendo incluir os diversos significados de "integração", assim como a inter-relação psicossomática e a relação de objeto.

Um bebê é segurado e manuseado satisfatoriamente; quando isso se torna uma obviedade, ele é posto em contato com um objeto de uma maneira que não viola sua legítima experiência de onipotência. Como resultado, pode usar o objeto e sentir que se trata de um objeto subjetivo, criado por ele próprio.

Tudo isso faz parte do início da existência e surgem então as imensas complexidades que caracterizam o desenvolvimento emocional e mental do bebê e da criança.[2]

Então, em algum momento o bebê olha em volta. O bebê que mama nem sempre olha para o seio. É mais provável que olhe

---

[2] Para um debate mais amplo e detalhado dessas ideias, o leitor pode consultar meu artigo "The Theory of the Parent-Infant Relationship" (1960b).

para o rosto (Gough, 1962). Mas o que ele vê ali? Para responder a essa pergunta, devemos recorrer a nossas experiências com pacientes psicanalíticos que se reportam a fenômenos muito primários e que conseguem verbalizá-los (quando acreditam que isso é possível), sem atentar contra a delicadeza desse estágio pré-verbal, não verbalizado e não verbalizável, a não ser talvez por meio da poesia.

O que o bebê vê quando olha para o rosto da mãe? Creio que, em geral, ele vê a si mesmo. Em outras palavras, a mãe olha para o bebê e *a aparência da mãe se relaciona com o que ela vê ao olhar para o bebê*. É fácil compreender isso como algo evidente. Porém, peço que não tomemos como evidente o cuidado que a mãe dedica naturalmente ao bebê. Para expressar o que quero dizer, vou diretamente ao caso do bebê cuja mãe reflete o próprio humor, ou pior, a rigidez das próprias defesas. Em um caso como esse, o que o bebê vê?

Obviamente, não há nada a ser dito sobre as ocasiões isoladas em que a mãe não pôde responder. Entretanto, muitos bebês vivem a experiência prolongada de não receber de volta aquilo que dão. Eles olham, mas não veem a si mesmos, e isso traz consequências. Em primeiro lugar, a capacidade criativa desses bebês começa a se atrofiar e, de algum modo, eles buscam em seu entorno outras formas de conseguir que o ambiente lhes devolva algo de si. É possível que consigam fazer isso por outros métodos, e crianças cegas precisam refletir-se por meio de outros sentidos que não a visão. De fato, uma mãe cujo rosto se encontra imóvel pode reagir de alguma outra maneira. A maioria das mães consegue responder quando o bebê está em apuros, está agressivo e, especialmente, quando ele se sente mal. Em segundo lugar, o bebê se acostuma com a ideia de ver o rosto da mãe sempre que olha para ela. O rosto da mãe deixa,

9. O PAPEL DE ESPELHO DA MÃE E DA FAMÍLIA NO DESENVOLVIMENTO INFANTIL

então, de ser um espelho. Assim, a percepção ocupa o lugar da apercepção, ocupa o lugar do que poderia ser o começo de uma troca significativa com o mundo, um processo de mão dupla no qual o autoenriquecimento se alterna com a descoberta de sentido no mundo das coisas vistas.

Naturalmente, existem fases intermediárias nesse esquema. Alguns bebês não perdem por completo a esperança, estudam o objeto e fazem todo o possível para ver nele algum significado, que encontrariam se pudessem senti-lo. Atormentados por esse fracasso materno relativo, alguns bebês estudam a feição variável da mãe, tentando prever seu humor, da mesma maneira que nós estudamos o clima. O bebê aprende rapidamente a fazer previsões: "Este é um bom momento para esquecer o humor da mãe e ser espontâneo, mas a qualquer momento seu rosto ficará imóvel ou seu humor será dominante e minhas necessidades pessoais deverão sair de cena, pois, do contrário, meu self central poderia ser afrontado".

Imediatamente depois disso, na direção da patologia, encontra-se a previsibilidade, que é inconsistente e força o bebê aos limites de sua capacidade de antecipar acontecimentos. Isso representa a ameaça do caos, levando-o a organizar sua retirada, ou a olhar apenas para perceber, como forma de defesa. Um bebê criado dessa maneira crescerá confuso em relação a espelhos e com o que eles podem oferecer. Se o rosto da mãe não reage, então o espelho é uma coisa visível, mas onde não se enxerga nada.

Para voltar à progressão normal dos acontecimentos, quando uma moça comum examina o próprio rosto no espelho, ela se assegura de que a imagem da mãe está lá e de que a mãe pode vê-la e está *en rapport* com ela. Quando, em seu narcisismo secundário, meninas e meninos olham em busca de beleza e procuram se apaixonar, já existem evidências do surgimento de dúvidas no que se refere ao amor e ao cuidado contínuos da mãe. Então, o homem que se apaixona pela beleza é muito diferente do homem que ama uma moça e sente que ela é bonita e consegue enxergar o que existe de belo nela.

Tentarei não insistir demais em minha ideia, mas darei alguns exemplos que permitam ao leitor elaborar o conceito que estou apresentando.

> EXEMPLO I. Primeiro, gostaria de relatar o caso de uma mulher conhecida minha, que se casou e criou três filhos saudáveis. Ela também apoiava muito o marido, que tinha um trabalho criativo e importante. Porém, nos bastidores, essa mulher sempre esteve perto da depressão. Ela causou sérios danos à vida conjugal porque acordava todas as manhãs em desespero e não conseguia fazer nada para impedir essa situação. A resolução da depressão paralisante chegava todos os dias quando finalmente era hora de se levantar e, depois de se lavar e se vestir, ela "dava um jeito na cara". Nesse momento, ela se sentia reabilitada e conseguia encarar o mundo e as responsabilidades familiares. Essa pessoa excepcionalmente inteligente e responsável acabou por reagir a um infortúnio desenvolvendo um estado depressivo crônico que, por fim, se transformou em um distúrbio físico crônico e incapacitante.

Vemos aqui um padrão recorrente e fácil de reconhecer nas experiências sociais e clínicas de todos nós. O que esse caso ilustra é um simples exagero do que é normal. O exagero consiste em chamar a atenção do espelho e receber sua aprovação. Essa mulher teve que ser a própria mãe. Se ela tivesse tido uma filha, sem dúvida teria encontrado um enorme alívio, mas é possível que a filha sofresse por ter um papel demasiadamente importante na reparação da dúvida materna quanto ao modo como era vista por sua própria mãe.

A essa altura, o leitor deve estar pensando em Francis Bacon. Não me refiro aqui ao Bacon que disse: "Um rosto bonito é um elogio silencioso" e "A melhor parte da beleza é aquela que uma imagem não é capaz de expressar", mas ao artista exasperante, habilidoso e desafiador que é nosso contemporâneo e que pinta incontáveis rostos humanos significativamente distorcidos. Do ponto de vista deste capítulo, o Francis Bacon de hoje vê a si mesmo no rosto de sua mãe, mas com alguma particularidade nele ou nela que enlouquece tanto o pintor como a todos nós. Nada sei a respeito da vida privada desse artista e só o cito porque ele se impõe em qualquer debate atual sobre o rosto e o self. Para mim, os rostos de Bacon parecem estar muito afastados da percepção do real; quando ele olha para rostos, tenho a impressão de que se esforça dolorosamente para ser visto, o que está na base do olhar criativo.

Vejo que estou conectando apercepção e percepção ao postular um processo histórico (em nível individual) que depende de ser visto:

Quando olho, sou visto. Portanto, existo.
Agora me permito olhar e ver.
Agora olho criativamente e também percebo o que apercebo.
Na verdade, tomo cuidado para não ver o que não está lá para ser visto
(a menos que eu esteja cansado).

EXEMPLO II. Uma paciente relata: "Fui a um café ontem à noite e fiquei fascinada ao ver os personagens que estavam lá", descrevendo, em seguida, alguns desses personagens. Essa paciente tem uma aparência impressionante e, se soubesse usá-la, poderia ser a figura central de qualquer grupo. Perguntei: "Alguém olhou para você?". Ela deu a entender que havia chamado atenção, mas contou que estava acompanhada por um amigo e sentia que era para ele que as pessoas estavam olhando.

A partir desse ponto, a paciente e eu conseguimos fazer um levantamento preliminar de seu histórico inicial e de sua infância, no que diz respeito a ser vista de um modo que a fizesse sentir que existia. Na verdade, a paciente teve uma experiência terrível nesse sentido.

Por algum tempo, esse tema perdeu espaço para outros tipos de material, mas, de certa forma, toda a análise dessa paciente gira em torno de "ser vista" pelo que realmente é, em qualquer momento; e, em determinados momentos, ser vista de um modo sutil é, para ela, o foco central de seu tratamento. Por ser crítica de pintura e de artes visuais, essa paciente é particularmente sensível; a falta de beleza desintegra sua personalidade a tal ponto que ela reconhece essa falta por se sentir horrível (desintegrada e despersonalizada).

EXEMPLO III. Tenho um caso de pesquisa envolvendo uma mulher que fez análise por muito tempo. Essa paciente conseguiu – em uma fase avançada da vida – se sentir real. Uma pessoa cínica poderia perguntar para quê. Mas ela sente que valeu a pena, e eu mesmo aprendi muito do que sei sobre fenômenos iniciais com a ajuda dela.

Essa análise incluiu uma regressão séria e profunda à dependência infantil. Seu histórico ambiental era extremamente perturbador em muitos aspectos, mas me debruço neste capítulo sobre os efeitos que a depressão da mãe teve sobre ela. Isso foi elaborado em diversas ocasiões e, como analista, tive que deslocar essa mãe para permitir que a paciente começasse a ser uma pessoa.[3]

Agora, perto do fim do meu trabalho com ela, a paciente me enviou um retrato de sua babá. Eu já tinha o retrato da mãe e conhecia profundamente a rigidez das defesas desta. Tornou-se óbvio que a mãe (nas palavras da paciente) havia escolhido uma babá deprimida para agir em seu lugar, evitando, assim, perder por completo o contato com os filhos. Uma babá animada teria automaticamente "roubado" os filhos da mãe deprimida.

Há nessa paciente uma falta marcante de algo que caracteriza tantas mulheres: um interesse pelo rosto. Ela certamente não passou por uma fase adolescente de autoexame em frente ao espelho e agora se olha no espelho apenas para se lembrar de que "parece um trapo velho" (nas suas palavras).

Na mesma semana, a paciente deparou com uma foto minha na capa de um livro. Ela me escreveu para dizer que precisava de uma versão ampliada da foto, para que pudesse ver os contornos e as características dessa "antiga paisagem". Enviei a foto (ela mora longe e agora nos encontramos apenas ocasionalmente) e, ao mesmo tempo, escrevi uma interpretação do que estou tentando dizer neste capítulo.

A paciente achou que simplesmente receberia o retrato de um homem que havia feito muito por ela (e sei que fiz). Mas o que ela precisava que eu dissesse era que meu rosto anguloso

---

[3] Relatei um aspecto desse caso em meu artigo "Metapsychological and Clinical Aspects of Regression within the Psycho-Analytical Set-Up" (1954).

tem características que, para ela, se relacionam com a rigidez dos rostos de sua mãe e de sua babá.

Tenho certeza de que era importante que eu soubesse tudo isso sobre o rosto e que fosse capaz de interpretar a procura da paciente por um rosto que refletisse a si própria e, ao mesmo tempo, que eu percebesse que, por causa de suas feições, meu rosto no retrato reproduzia parte da rigidez de sua mãe.

Na realidade, essa paciente tem um rosto muito bonito e é uma pessoa excepcionalmente simpática quando quer. Durante períodos limitados, ela também consegue se ocupar de assuntos e problemas alheios. Quantas vezes essa característica levou outras pessoas a acreditar que ela era alguém em quem podiam confiar! Entretanto, a verdade é que, sempre que minha paciente se sente envolvida – sobretudo na depressão de alguém –, ela automaticamente se afasta, se enrola na cama com uma bolsa de água quente e cuida da própria alma. Esse é o momento em que ela está mais vulnerável.

EXEMPLO IV. Depois que eu havia escrito tudo isso, uma paciente trouxe um material durante uma sessão de análise que poderia ter se baseado exatamente no que escrevi. Essa mulher se preocupa muito com o estágio de seu estabelecimento como indivíduo. Ao longo dessa sessão, ela fez referência a "Espelho, espelho meu..." e disse em seguida: "Não seria horrível se a criança olhasse no espelho e não visse nada?".

O material restante tratava do ambiente fornecido pela mãe quando ela era bebê, descrevendo uma mãe que falava com outra pessoa, a menos que estivesse ativamente engajada em uma relação positiva com o bebê. A implicação, nesse caso, era de que o bebê olharia para a mãe e a veria conversando com alguém. Então, a paciente passou a descrever seu enorme interesse pelas pinturas de Francis Bacon e se perguntou se deveria me emprestar um livro sobre o artista. Ela falou detalhadamente a respeito do livro. Francis Bacon "afirma gostar de cobrir suas obras com vidro, porque assim, quando as pessoas olham para o retrato, não veem apenas a pintura; também podem ver a si mesmas".[4]

Em seguida, a paciente começou a falar sobre "Le stade du miroir", pois conhece a obra de Lacan. Porém, ela não foi capaz de estabelecer a conexão que consigo fazer entre o espelho e o rosto da mãe. Não era minha função mostrar-lhe essa conexão nessa sessão, já que ela está passando por um estágio de descoberta das coisas por conta própria e, nessas circunstâncias, a interpretação prematura aniquila a criatividade do paciente e é traumática, já que se opõe ao processo de amadurecimento. Esse tema continua a ser relevante na análise dessa paciente, mas também aparece sob outros aspectos.

---

[4] Ver *Francis Bacon: Catalogue Raisonné and Documentation* (Alley, 1964). Em sua introdução para o livro, John Rothenstein escreve: "[...] observar uma pintura de Bacon é como olhar para um espelho e ver nossas próprias aflições e medos da solidão, do fracasso, da humilhação, da velhice, da morte e da ameaça de incontáveis catástrofes. [...] Sua preferência declarada pela vitrificação de suas pinturas também está relacionada ao seu sentimento de dependência do acaso. Essa preferência se deve ao fato de que o vidro contribui para separar a pintura do ambiente (assim como suas margaridas e suas grades separam o sujeito do ambiente pictórico), e esse vidro protege, mas o mais importante nesse caso é sua crença de que o jogo fortuito dos reflexos ajuda a realçar as pinturas. Ouvi-o dizer que suas pinturas azul-escuras em especial se beneficiam quando permitem que o observador veja seu próprio rosto refletido no vidro".

O vislumbre do bebê e da criança que veem o self no rosto da mãe e, mais tarde, no espelho abre espaço para uma maneira de observar a análise e a tarefa psicoterapêutica. Psicoterapia não é fazer interpretações perspicazes e apropriadas; em grande medida, é devolver constantemente ao paciente aquilo que ele mesmo traz. Trata-se de uma complexa derivação do rosto que reflete o que está lá para ser visto. Gosto de pensar dessa maneira sobre meu trabalho e que, se eu o fizer bem o bastante, o paciente encontrará o próprio self e será capaz de existir e de se sentir real. Sentir-se real é mais do que existir; é encontrar um modo de viver como si mesmo, de se relacionar com objetos como si mesmo e de ter um self para onde fugir em busca de relaxamento.

Mas não gostaria de dar a impressão de que acredito que refletir o que o paciente traz seja uma tarefa fácil. Não é fácil e é emocionalmente exaustivo. Entretanto, também temos nossas recompensas. Mesmo que nossos pacientes não fiquem curados, eles nos são gratos por vê-los como realmente são, e isso nos traz uma satisfação profunda.

Isso a que me referi como o papel da mãe de refletir para o bebê seu próprio self continua a ser importante para a criança e a família. Obviamente, à medida que a criança se desenvolve, o processo de amadurecimento se sofistica e as identificações se multiplicam; e a criança se torna, então, cada vez menos dependente de receber o reflexo do self do rosto da mãe, do pai e de outras pessoas com quem tenha relacionamento parental ou fraternal (Winnicott, 1960a). Mesmo assim, quando a família está intacta e tudo vai bem durante certo período, todas as crianças se beneficiam com a possibilidade de se verem refletidas nas atitudes de cada integrante da família ou da família como um todo. Podemos incluir os espelhos concretos espalha-

9. O PAPEL DE ESPELHO DA MÃE E DA FAMÍLIA NO DESENVOLVIMENTO INFANTIL

dos pela casa, assim como as oportunidades que a criança tem de ver os pais e outras pessoas olhando para si mesmos. Deve-se entender, contudo, que a relevância do espelho concreto se dá principalmente em seu sentido figurado.

Esse pode ser um modo de expressar a contribuição que uma família pode dar para o crescimento e o enriquecimento da personalidade de cada um de seus membros.

10

O INTER-RELACIONAMENTO INDEPENDENTE DO IMPULSO INSTINTIVO BASEADO NAS IDENTIFICAÇÕES CRUZADAS

Neste capítulo, justaponho duas afirmações contrastantes que ilustram, cada uma a seu modo, a comunicação. Existem muitos tipos de intercomunicação e classificá-los provavelmente seria desnecessário, uma vez que qualquer classificação implica a criação de limites artificiais.

O primeiro exemplo que gostaria de oferecer é o de uma consulta com uma menina nos primeiros estágios da adolescência. Essa consulta abriu o caminho para uma análise completa que, após três anos, pode ser considerada um caso bem-sucedido. Entretanto, a escolha desse exemplo não está relacionada ao seu resultado, mas ao fato de que qualquer descrição de caso desse tipo ilustra como o psicoterapeuta serve de espelho.

Após a descrição desse caso, proponho uma formulação teórica com o objetivo de ilustrar a importância da comunicação por meio de identificações cruzadas.

10. O INTER-RELACIONAMENTO INDEPENDENTE DO IMPULSO INSTINTIVO

Comentário geral sobre a terapia

Pacientes que têm uma capacidade limitada de identificação introjetiva ou projetiva trazem sérias dificuldades para o psicoterapeuta, que é obrigado a se sujeitar ao que chamamos de fenômenos de atuação e de transferência que têm apoio instintivo. Nesses casos, a principal saída para o terapeuta é ampliar o horizonte do paciente quanto às identificações cruzadas, o que se dá não tanto por meio do trabalho de interpretação como por meio de experiências específicas que ocorrem durante as sessões de análise. Para chegar a essas experiências, o terapeuta deve lidar com o fator tempo e não pode esperar resultados imediatos. Por mais precisas e oportunas que sejam, interpretações são incapazes de dar uma resposta completa.

Nessa parte específica do trabalho do terapeuta, as interpretações lidam mais com a verbalização das experiências no presente imediato da experiência da consulta, e o conceito da interpretação como verbalização do consciente nascente não se aplica exatamente nesse caso.

Deve-se admitir que não há uma razão clara para incluir esse material neste livro em particular, cujo tema são os fenômenos transicionais. Entretanto, existe uma ampla linha de pesquisa que trata do funcionamento inicial, anterior ao estabelecimento, no indivíduo, dos mecanismos que são objeto da teoria psicanalítica clássica. O termo "fenômenos transicionais" poderia ser usado para englobar todos os agrupamentos dos tipos iniciais de funcionamento e talvez seja interessante chamar a atenção para o fato de que existem inúmeros agrupamentos do funcionamento mental importantíssimos para a pesquisa da psicopatologia dos estados esquizoides. Além disso, esses mesmos agrupamentos de tipos de funcionamento mental devem ser estudados para que se possa descrever de maneira satisfatória o surgimento da personalidade individual humana. Sem dúvida, o aspecto cultural da vida humana – incluindo arte, filosofia e religião – diz respeito a esses mesmos fenômenos.

ENTREVISTA COM UMA ADOLESCENTE

Consulta terapêutica[1]

No momento da consulta, Sarah tinha dezesseis anos. Ela tinha um irmão de catorze anos, uma irmã de nove e a família estava unida.

Os pais a trouxeram de sua casa no interior e conversei com os três juntos por três minutos, ocasião em que retomamos o contato. Não conversei com eles sobre o motivo da visita. Em seguida, os pais foram para a sala de espera. Dei ao pai a chave da porta da frente e disse que não sabia por quanto tempo ficaria com Sarah.

Omito propositalmente inúmeros detalhes acumulados desde que atendi Sarah pela primeira vez, quando ela estava com dois anos.

> Aos dezesseis anos, Sarah tinha cabelo liso e castanho na altura dos ombros e parecia saudável e bem desenvolvida para a idade. Vestia um casaco de plástico preto e parecia ser uma

---

1 A ilustração clínica deve necessariamente abranger muitos campos que não são imediatamente relevantes, a menos que o relato seja editado de maneira drástica, perdendo, assim, sua autenticidade.

adolescente um pouco caipira e desleixada. Ela é inteligente, tem senso de humor, mas é em geral muito séria e ficou bem contente por começarmos nosso contato com um jogo.

"Que tipo de jogo?"

Falei sobre o jogo de rabiscar, que não tem regras.[2]

(1) Minha primeira tentativa de um rabisco.

(2) Minha segunda tentativa.

Sarah contou que gostava da escola. A mãe e o pai, assim como a escola, queriam que ela viesse se consultar comigo. Ela disse: "Acho que vim aqui aos dois anos porque não gostei de meu irmão ter nascido; mas não consigo me lembrar. Acho que só me lembro um pouco".

Ela olhou para (2) e disse: "A gente pode virar para cima?".

Respondi: "O jogo não tem regras". Então ela transformou meu rabisco em uma folha. Eu disse que gostava do desenho e apontei para as curvas graciosas.

(3) No desenho dela, Sarah disse: "Vou fazer do jeito mais difícil possível". Era um rabisco com uma linha acrescentada deliberadamente. Usei a linha como palito e transformei o resto em uma professora primária dando aula com métodos rígidos. Ela comentou: "Não, essa não é a minha professora; ela não se parece nada com isso. Mas poderia ser uma professora da minha primeira escola, de quem eu não gostava".

(4) No meu, ela transformou o rabisco em uma pessoa. O cabelo longo era de menino, mas o rosto poderia ser de qualquer gênero, afirmou.

---

[2] Não é necessário apresentar aqui os desenhos, que no texto são referidos pelo número (1, 2 e assim por diante). Para exemplos similares dessa técnica de comunicação, ver *Therapeutic Consultations in Child Psychiatry* (Winnicott, 1971).

(5) No dela, tentei transformar o rabisco em uma bailarina, mas o desenho original era melhor que o resultado da minha tentativa.

(6) No meu, ela fez rapidamente um homem com o nariz sobre uma raquete de tênis. Perguntei: "Você se importa de jogar este jogo?". Ela respondeu: "Não, é claro que não".

(7) No dela, Sarah havia feito um desenho consciente e deliberado, conforme ela mesma indicou. Eu o transformei em um tipo de pássaro. Ela me mostrou o que teria feito com ele (virando-o de cabeça para baixo); uma espécie de homem de cartola e com um colarinho grande e pesado.

(8) No meu, ela transformou o rabisco em uma estante para partitura velha e bamba. Ela gosta de música, canta, mas não toca nenhum instrumento.

(9) Nesse momento ela demonstrou grande dificuldade com a técnica do rabisco. Fez um desenho e disse: "Está todo amontoado, em vez de livre e aberto".

Essa deveria ser a comunicação principal. Naturalmente, era necessário que eu compreendesse aquilo como uma comunicação e estivesse preparado para permitir que ela falasse mais sobre a ideia que aquilo representava.

(O leitor não precisaria se prender aos detalhes dessa entrevista, mas apresento-a na íntegra porque o material está à disposição e, se excluísse o restante, estaria perdendo uma oportunidade de relatar a autorrevelação de uma adolescente em um contexto de contato profissional.)

Perguntei: "É você, não é?".
Ela respondeu: "É, sim. Sabe, eu sou um pouco tímida".

10. O INTER-RELACIONAMENTO INDEPENDENTE DO IMPULSO INSTINTIVO

> Eu disse: "Obviamente, você não me conhece, não sabe por que veio nem o que vamos fazer e...".
> Ela continuou, nos próprios termos, dizendo: "Você poderia dizer agora que o rabisco não foi espontâneo. Estou o tempo todo tentando causar uma boa impressão porque não tenho confiança em mim mesma. Me sinto assim há séculos. Nem me lembro de ser de outro jeito".
> Eu disse: "Isso é triste, não é?" – para demonstrar que tinha escutado o que ela dissera e que as implicações do que ela estava me dizendo me despertavam sentimentos.

Nesse momento, Sarah estava se comunicando comigo, ansiosa para se abrir, revelando-se para si mesma e para mim.

> Ela prosseguiu: "É idiota, imbecil. O tempo todo tento fazer com que as pessoas gostem de mim, me respeitem, não tirem sarro de mim. É egoísta. Eu poderia dar um jeito nisso se tentasse. Claro que está tudo bem se tento divertir as pessoas e elas dão risada. Mas eu fico o tempo todo no meu canto, pensando na impressão que estou causando. Ainda faço isso, tentando ser um sucesso estrondoso".
> Eu disse: "Mas você não é assim aqui e agora".
> Ela disse: "Não, porque não importa. Em princípio, você está aqui para descobrir qual é o problema, então você possibilita que eu não tenha que fazer todas essas coisas. Você quer descobrir se existe algo de errado. Eu acho que é uma fase; é o que acontece quando crescemos. Não consigo evitar e não sei o porquê".
> Perguntei: "O que você sonha ser?".
> "Ah, eu me imagino como uma pessoa calma, dona de mim, informal, bem-sucedida, muito atraente, magra, braços e per-

nas esguios e cabelo comprido. Eu não sei desenhar muito bem (tentativa 10), mas estou caminhando a passos largos e balançando uma bolsa. Não sou nem tímida nem envergonhada."

"Nos seus sonhos, você é homem ou mulher?"

"Geralmente sou menina. Eu não sonho em ser menino. Não gostaria de ser um. Já imaginei como seria se eu fosse menino, mas nunca desejei isso. É claro que os homens têm autoconfiança, são influentes e chegam mais longe."

Olhamos para o homem em (6) e ela disse: "Ele parece estar com calor e o dia está ensolarado; ele está cansado e relaxando, apertando a raquete contra o nariz. Ou então ele está deprimido".

Perguntei-lhe sobre o pai.

"Papai não cuida de si, ele só pensa em trabalho. Sim, eu o amo e o admiro muito. Meu irmão ergueu uma véu entre ele mesmo e outras pessoas. É gentil, amável e doce. Mas seus pensamentos estão escondidos e ele só fala de maneira superficial. Ele é agradável, muito engraçado e inteligente; se tem algum problema, ele guarda para si. Eu sou o contrário. Eu entro no quarto dos outros dizendo: 'Ah, estou tão triste!' e coisas desse tipo."

"Você consegue ser assim com sua mãe?"

"Claro que sim, mas na escola posso usar meus amigos. Mais os meninos que as meninas. Minha melhor amiga é uma menina parecida comigo, só que mais velha. Ela sempre diz: 'Eu me sentia desse mesmo jeito há dois anos'. Os meninos não dizem nada, não falam que sou idiota. Eles são gentis e entendem melhor. Sabe, é que eles não precisam *provar* que são másculos. Meu melhor amigo é o David. Ele é meio deprimido e é mais novo que eu. Eu tenho muitos amigos, mas poucos são amigos de verdade, com quem posso contar."

Perguntei sobre o que ela sonha quando dorme.

10. O INTER-RELACIONAMENTO INDEPENDENTE DO IMPULSO INSTINTIVO

"Quase sempre coisas assustadoras. Tive um que se repetiu várias vezes."

Pedi a ela que me contasse.

(11) O sonho recorrente. "A ambientação é muito real e parece que estou em casa. Uma cerca viva alta, um jardim de rosas no fundo, uma calçada estreita; tem um homem me perseguindo; eu corro. É tudo terrivelmente vívido. O chão está lamacento. Eu viro uma esquina e parece que estou correndo no melaço. Não sou atraente nessa situação toda."

Em seguida, acrescentou: "Ele é grande e todo preto (não negro). É uma figura agourenta. Eu estou em pânico. Não, não é um sonho sexual. Não sei o que é".

(12) "Outro sonho, este de quando eu era mais nova, com seis anos, mais ou menos. Estava em nossa casa. Desenhei aqui a lateral da casa, mas não foi assim que vi no sonho.[3] Havia uma cerca viva à esquerda que se transformava em uma casa. Logo atrás havia uma árvore. Eu subi a escada correndo e vi uma bruxa no armário. É como uma história infantil. A bruxa tinha uma vassoura de palha e um ganso. Ela passou por mim e *olhou para trás*. O sonho foi bem tenso. Tudo estava zumbindo. Devia ser o silêncio. Você espera algum barulho, mas não há nada. Um enorme ganso branco estava dentro do armário, mas era grande demais para um armário tão pequeno. É impossível que ele coubesse lá.

"A cerca viva (que se transformou em uma casa) ficava no fim de um barranco que eu adorava descer correndo, porque ele é tão íngreme que você perde o controle quando começa a descer. A cada passo que a bruxa dava, o degrau de baixo desa-

---

[3] "Lateral" talvez seja uma referência ao ponto de vista que permitiu que ela percebesse a gravidez da mãe.

parecia e por isso eu não conseguia nem descer nem me afastar dela."

Falei sobre isso como parte de seu relacionamento imaginado com a mãe.

Ela disse: "Pode ser, mas talvez exista outra explicação. Naquela idade, eu vivia contando mentiras para a minha mãe. (Eu ainda minto, mas me esforço muito para me refrear a tempo.)".

A paciente se refere aqui a um senso de dissociação. Além disso, pode haver uma sensação – conforme expressada aqui – de ter sido enganada.

Perguntei se ela também estava roubando coisas e ela respondeu: "Não, isso não tem sido um problema".

Ela prosseguiu, dando exemplos das mentiras que contava naquela época. Todas estavam relacionadas às tarefas domésticas: "Você limpou seu quarto? Você encerou o chão?" etc. "Eu mentia o tempo todo, mesmo que minha mãe me desse todas as chances de admitir que eu estava mentindo. Eu também menti muito na escola sobre as tarefas. Eu não estudo muito. No semestre passado, eu estava feliz, mas agora estou descontente. Acho que estou crescendo rápido demais; bom, não tão rápido assim. Mas estou crescendo. Eu cresço muito mais depressa do ponto de vista lógico e racional do que do emocional. Emocionalmente eu ainda não alcancei meus colegas."

Perguntei sobre menstruação e ela respondeu: "Ah, sim. Já faz um *tempão*".

Então, Sarah disse algo que pareceu importante naquele momento e talvez tenha sido o mais perto que ela chegou de uma definição de sua posição: "Eu não sei explicar. Sinto como

10. O INTER-RELACIONAMENTO INDEPENDENTE DO IMPULSO INSTINTIVO

> se estivesse em pé ou sentada no alto da torre de uma igreja. Não há nada ao meu redor que me impeça de cair e estou desamparada. É como se eu estivesse apenas me equilibrando".
>
> Nesse momento, comentei que, embora soubesse que ela não se lembraria, ela havia mudado quando a mãe, que a segurava no colo de maneira muito natural e apropriada, deixara repentinamente de fazê-lo quando Sarah tinha um ano e nove meses, por estar grávida de três meses. (Houve outra gravidez quando Sarah tinha seis ou sete anos.) Ela pareceu compreender tudo, mas disse: "É mais do que isso. A respeito daquilo que me perseguia, não se tratava de um homem perseguindo uma menina, mas de *alguma coisa* que *me* seguia. O problema são as pessoas *atrás* de mim".

Nesse ponto, o caráter da consulta mudou e Sarah tornou-se uma pessoa claramente doente, manifestando um distúrbio psiquiátrico de tipo paranoide. Ao fazer isso, ela se tornou dependente de certas qualidades que havia descoberto no contexto profissional, demonstrando uma crença muito forte em mim. Ela confiava em minha capacidade de lidar com seu estado como uma doença ou um sinal de aflição, sem agir de maneira que indicasse que eu sentia medo de sua doença.

> Então ela se deixou levar pelo que tinha a dizer, prosseguindo: "As pessoas podem até rir, mas, se não consigo me refrear a tempo e lidar com isso logicamente, fico *magoada* quando riem de mim pelas costas".
>
> Pedi que ela me contasse o pior caso.
>
> "Quando eu tinha uns seis anos, estava começando a estudar na minha última escola. Eu gostava da escola primária [então ela descreveu os arbustos floridos do lugar e outras

> coisas de que gostava, como a diretora], mas a escola secundária era esnobe, indelicada e hipócrita." Em seguida, afirmou com muito sentimento: "Eu sentia que *não valia nada* e me sentia fisicamente ameaçada. Tinha a impressão de que iriam me esfaquear, me dar um tiro, me estrangular. Principalmente que iriam me esfaquear. Era como se eu tivesse alguma coisa presa nas costas, mas não soubesse".
>
> Então, com um tom de voz diferente, ela disse: "Estamos fazendo algum progresso?".

Ela pareceu precisar de encorajamento para prosseguir. Naturalmente, eu não tinha ideia do que poderia vir pela frente.

> "O pior foi quando (bom, talvez não seja tão ruim agora) eu contei um segredo muito íntimo para uma pessoa em quem eu tinha confiança *absoluta*. Eu dependia dela e *esperava* que ela não se enchesse de mim nem que mudasse e deixasse de me compreender e de sentir simpatia por mim. Mas essa pessoa mudou e não está mais lá." Comentou em seguida: "O pior é quando estou chorando e não encontro ninguém". Então ela saiu da posição de vulnerabilidade e disse: "Tudo bem, eu consigo lidar com isso. O pior é quando estou deprimida, porque isso me torna desinteressante. Eu fico triste e introspectiva e todos, menos minha amiga e o David, se afastam de mim".

Eu precisava ajudá-la nesse momento.

> Eu disse: "A depressão tem algum significado, algo inconsciente. [Eu podia usar tal palavra com essa menina.] Você odeia a pessoa confiável que mudou e que deixou de ser compreensiva e confiável e que talvez se torne vingativa. Você fica

10. O INTER-RELACIONAMENTO INDEPENDENTE DO IMPULSO INSTINTIVO

> deprimida, em vez de sentir ódio da pessoa que era confiável, mas mudou".

Isso pareceu ajudar.

> Ela prosseguiu: "Eu não gosto de pessoas que me magoam" – e passou imediatamente a insultar uma mulher de sua escola, permitindo-se deixar de lado a lógica para expressar seus sentimentos, mesmo que se baseassem em delírios.

Pode-se dizer que ela estava descrevendo ao reviver ou reencenar um ataque maníaco que tivera na escola e sobre o qual eu não tinha conhecimento. Agora eu compreendia por que ela fora mandada de volta para casa com a recomendação de que viesse se consultar comigo. Aconteceu da seguinte maneira:

> "Tem uma mulher na escola que eu simplesmente não suporto, nem sei como dizer o quanto eu a detesto. Ela tem todas as características horríveis que percebo com facilidade porque eu as tenho todas em mim. Ela só pensa em si mesma. É autocentrada e vaidosa, assim como eu. É fria, dura e desagradável. Ela é a bedel que cuida da roupa suja, dos biscoitos, do café, essas coisas todas, mas não faz o serviço. Fica sentada, fazendo graça para todos os funcionários jovens, bebendo xerez [bebidas alcoólicas são proibidas na escola] e fumando cigarros russos pretos. E ela faz tudo isso sem a menor vergonha em uma sala que, na verdade, é *nossa*.
>
> "Então eu peguei uma faca e joguei várias vezes contra a porta. Se eu tivesse pensado um pouco, perceberia que estava fazendo muito barulho. É claro que essa mulher entrou lá. 'O que é isso? Você perdeu a cabeça?' Eu tentei ser educada,

mas ela me arrastou para fora dizendo que eu estava descontrolada. Então eu obviamente inventei uma mentira e, além da minha amiga, do David e de você, ninguém sabe que eu menti. Sarah até disse que não acreditava em mim, mas eu a convenci." (Ela havia mentido e dito que estava tentado consertar a maçaneta da porta, mas duvido que alguém tenha acreditado nela.)

Sarah ainda não havia terminado e estava muito agitada: "Eu estava lá usando um boné de certo tipo [descrição], ela foi até lá e disse: 'Tire esse chapéu ridículo!'. Eu respondi: 'Não! Por que deveria tirar?'. E ela disse: 'Porque eu mandei. Tire isso agora!'. Então, comecei a gritar, gritar e gritar!".

Nesse momento, lembrei-me de que, quando Sarah tinha um ano e nove meses e se transformou de uma criança bastante normal em uma criança doente – sua mãe estava grávida de três meses e ela ficou claramente perturbada pelo fato –, ela havia gritado, gritado e gritado. Na época, eu já estava em contato com o caso de Sarah e as anotações que tinha feito catorze anos antes registravam a história que me fora contada, de maneira que eu sabia bem onde estava pisando.

Sarah continuou a falar sobre a mulher: "Sabe, por dentro *ela* é tão insegura quanto qualquer outra pessoa. Ela esbravejou: 'Por que você não grita mais?', só para me provocar. Então eu gritei, e ela disse: 'Por que você não berra?'. Então, berrei bem alto. Foi assim que acabou. Ela é velha, sabe".

Perguntei: "Quarenta anos?".

Ela respondeu que sim e prosseguiu: "Eu reclamei das coisas que ela faz na *nossa* sala, como temos que bater à porta dela (nossa) e como ela se queixa: 'Vocês nunca vêm me ver, só vêm pegar café e biscoitos' (o que é verdade)".

10. O INTER-RELACIONAMENTO INDEPENDENTE DO IMPULSO INSTINTIVO

Esse material revela ambivalência no que se refere à alternância dos mecanismos regressivos e progressivos que levam à independência.

Uma parcela significativa do que ocorreu em seguida ficará sem registro, pois não pude fazer anotações.

> Conversamos com muita seriedade sobre tudo o que acontecera. Destaquei que, para ela (Sarah), foi um alívio poder expressar plenamente seu ódio, mas que esse não era o problema. O fato é que seu ódio não se dirigia à mulher que a provocou, mas à mulher boa, que é compreensiva e confiável. É a reação da mulher à provocação que desperta o ódio. Trata-se da mãe que é especialmente boa, mas que deixa de ser boa, causando uma desilusão repentina, e isso tem relação especificamente com o momento em que a mãe de Sarah estava grávida de três meses, quando a menina mudou porque a mãe mudou.
>
> Sarah sempre deixava claro para mim que sua mãe real era a melhor mãe que ela poderia imaginar.
>
> Eu disse que sabia disso, mas que a desilusão repentina original havia incutido nela a convicção de que, sempre que uma pessoa muito boa aparece, ela vai mudar e ser odiada; entretanto (afirmei), eu sabia que Sarah não conseguiria chegar a esse ódio e à destruição da pessoa boa. Estendi o argumento até mim também e disse: "Eu estou aqui e você me usou de maneira especial; mas seu padrão espera que eu mude e talvez a traia".
>
> De início, pensei que Sarah não havia compreendido o argumento a respeito do padrão de expectativa, mas ela mostrou que o compreendera ao relatar sua experiência com um menino. Esse menino era maravilhoso. Sarah contava com

ele em todos os sentidos. Ele nunca a desapontava, amara-a e ainda a amava. Porém, o self desesperançado dela tentou estragar o relacionamento. Ela tentou não gostar dele, mas ele continuou gostando dela. Depois de dois meses, ele disse: "Nós não vamos mais nos ver, pelo menos não por enquanto. É ruim demais". Sarah ficou chocada e surpresa. Então ele foi embora e eles romperam o relacionamento. Ela percebia claramente que havia causado o rompimento por causa do delírio de que o rompimento viria do outro lado, em decorrência de uma mudança no rapaz.

Apontei o fato de que isso seria a repetição de algo que ela teme mas espera, já que é algo que se tornou parte dela e que se baseia no fato de que sua mãe e seu pai fizeram amor e sua mãe engravidou quando ela tinha apenas um ano e meio e que, quando tinha um ano e nove meses, não soube lidar com a mudança na mãe, convencendo-se de que tudo o que é muito bom sempre muda, causando ódio e vontade de destruir.

Sarah pareceu compreender isso tudo e agora estava se acalmando. E seguida, falou sobre como sua mãe havia dito que aquilo era uma fase e que é preciso fazer mais que viver um dia após o outro e desenvolver uma *filosofia*.

Ela continuou falando sobre o brilhante David. Ele é um cínico. "Mas o cinismo não serve para mim", afirmou. "Não consigo entender. Confio naturalmente nas pessoas. Só que fico deprimida. David estava me contando sobre o existencialismo, e é incrível o quanto isso me incomoda. Minha mãe me explicou que as pessoas acreditam que encontraram uma filosofia perfeita e, em seguida, jogam tudo fora e começam outra vez. Eu quero começar. Não quero viver como um vegetal. Queria ser menos egoísta, mais generosa e perceptiva."

10. O INTER-RELACIONAMENTO INDEPENDENTE DO IMPULSO INSTINTIVO

Seu ideal era muito diferente do que ela encontrava quando olhava para si mesma.

> Eu disse: "OK, mas gostaria que você soubesse que vejo algo que você não enxerga. Você tem raiva de uma mulher boa, e não de uma mulher ruim. A mulher boa se torna ruim".
> Ela disse: "Você está falando da minha mãe, não é? Mas a minha mãe é tudo para mim agora".
> Eu disse: "Sim, no padrão do sonho está presente o fato de você não se lembrar de ter destruído sua mãe boa e confiável. Seu papel será viver alguns relacionamentos que dão meio errado, você vai ficar meio brava e meio desiludida, mas no final todo mundo dá um jeito de sobreviver".
> Parecia que havíamos terminado, mas Sarah se estendeu e disse: "Mas como faço para parar de chorar desse jeito?". Ela contou que, na verdade, havia chorado por muito tempo enquanto falava comigo, mas que segurara as lágrimas: "Do contrário, eu não conseguiria falar".

Sarah havia passado por uma experiência que eu havia compartilhado. Parecia estar aliviada, embora nós dois estivéssemos cansados.

> Ao final, ela perguntou: "Bom, então o que devo fazer? Volto de trem esta noite para a escola e o que vai acontecer? Se eu não estudar, serei expulsa e serei má com o David e meus amigos. Mas...".
> Então eu disse: "Bom, resolver tudo isso é mais importante que aprender história e outras matérias, então o que você acha de ficar em casa até o fim do semestre? Será que sua mãe gostaria disso?".

Ela disse que era uma ideia muito boa e que, obviamente, já havia pensado nisso. A escola enviaria as lições para ela e, no sossego do próprio lar, ela poderia refletir sobre as coisas que havíamos conversado.
Então, combinei isso com a mãe, com Sarah presente na sala. Por fim, Sarah disse para mim: "Acho que deixei você exausto".

Tive a impressão de que Sarah havia deparado com alguns sentimentos importantes e que seria bom passar os dois meses seguintes em casa, com a possibilidade de fazer uma nova consulta comigo nas férias.

Resultado

Como resultado, essa consulta terapêutica fez Sarah desejar passar por um tratamento psicanalítico. Em vez de voltar para a escola, ela começou a análise plenamente cooperativa ao longo dos três ou quatro anos de tratamento. Posso dizer que o tratamento foi concluído naturalmente e podemos considerá-lo bem-sucedido.

Aos 21 anos, Sarah estava se saindo bem na universidade e cuidava da própria vida, demonstrando estar livre das intrusões paranoides que a levavam a estragar bons relacionamentos.

Adendo

Poderia comentar meu próprio comportamento nessa sessão específica. Ao que parece, boa parte da minha verbalização foi desnecessária, mas é preciso recordar que, *naquele momento*, eu não sabia se aquela seria a única ocasião em que poderia ajudar Sarah. Se soubesse que ela passaria pelo tratamento psicanalítico, teria falado muito menos, limitando-me a mostrar que eu estava escutando o que ela tinha a dizer, que percebia o que ela sentia e que, por meio das minhas reações, poderia conter sua ansiedade. Assim, eu teria sido mais como um espelho humano.

INTER-RELACIONAMENTO BASEADO EM IDENTIFICAÇÕES CRUZADAS[4]

A partir de agora, tratarei da intercomunicação em termos da capacidade, ou incapacidade, de utilizar mecanismos mentais projetivos e introjetivos.

O desenvolvimento gradativo da relação de objeto é uma conquista em termos do desenvolvimento emocional do indivíduo. Em um dos extremos, a relação de objeto conta com uma base instintiva e, nesse caso, abarca o amplo leque oferecido pelo uso do deslocamento e do simbolismo. No outro extremo está a condição que presumimos existir no início da vida do indivíduo, quando o objeto ainda não se separou do sujeito. Trata-se de uma condição que pode ser definida pelo termo "fusão", caso se volte a ela após um estado de separação. Porém, é possível dizer que, ao menos em teoria, existe no início um estágio anterior à separação entre eu e não eu (ver Milner, 1969). A palavra "simbiose" já foi utilizada nessa área (Mahler, 1969), mas, a meu ver, esse termo é biológico demais para ser aceitável. Do ponto de vista do observador, pode até parecer que exista relação de objeto no estado primário de fusão, mas é necessário relembrar que no início o objeto é um "objeto subjetivo". Usei o termo

---

4 Publicado como "La interrelación en terminos de identificaciones cruzadas", na *Revista de Psicoanalists*, t. 25, n. 3/4, Buenos Aires, 1968.

"objeto subjetivo" para destacar a discrepância entre o que é observado e o que é vivenciado pelo bebê (Winnicott, 1962).

Pode-se dizer que, ao longo de seu desenvolvimento emocional, o indivíduo chega a um estágio em que se torna uma unidade. De acordo com os termos que adotei, esse é o estágio do "eu sou" (Winnicott, 1958b) e (independentemente do nome que damos a ele) é relevante porque o indivíduo precisa alcançar o *ser* antes do *fazer*. O "eu sou" deve preceder o "eu faço", do contrário o "eu faço" não tem sentido para o indivíduo. Presume-se que esses estágios do desenvolvimento cheguem de forma suave nos estágios mais primários, sendo reforçados pelo ego materno, e, portanto, possuem uma força nos estágios iniciais que se origina na adaptação da mãe às necessidades do bebê. Busquei demonstrar anteriormente que essa adaptação às necessidades não é apenas uma questão de satisfazer os instintos, mas que deve ser compreendida primariamente como função de segurar e manusear.

No desenvolvimento saudável, a criança em desenvolvimento se torna gradativamente autônoma, conseguindo assumir a responsabilidade por si mesma, independentemente de um apoio altamente adaptável do ego. Naturalmente, ainda existe vulnerabilidade no sentido de que um grande fracasso ambiental pode resultar na perda da habilidade recém-adquirida pelo indivíduo de manter sua integração e independência.

O estágio ao qual me refiro como "eu sou" está intimamente ligado ao conceito de posição depressiva de Melanie Klein (1934). Nesse estágio, a criança pode dizer: "Eu estou aqui. Eu sou o que está dentro e o que está fora é não eu". As palavras "dentro" e "fora" se referem simultaneamente a psique e a soma, pois presumo aqui uma parceria psicossomática satisfatória, que, obviamente, é também uma questão de desenvolvimento

10. O INTER-RELACIONAMENTO INDEPENDENTE DO IMPULSO INSTINTIVO

saudável. Além disso, a mente deve ser considerada de forma isolada, em especial à medida que se torna um fenômeno cindido da psique-soma (Winnicott, 1949).

À medida que o menino ou a menina alcançam uma organização pessoal da realidade psíquica interna, essa realidade interna é constantemente confrontada com amostras da realidade externa, ou compartilhada. Nesse momento, uma nova habilidade se desenvolve na relação de objeto, baseada no interjogo entre a realidade externa e amostras da realidade psíquica pessoal. Essa habilidade se reflete no uso de símbolos por parte da criança, no brincar criativo e, conforme busquei demonstrar, na crescente habilidade dela ao utilizar o potencial cultural disponível em seu ambiente cultural imediato (ver capítulo 7).

Examinemos agora um desenvolvimento novo e muito importante relativo a esse estágio: o estabelecimento de inter-relações baseadas em mecanismos de projeção e de introjeção. Trata-se de uma característica mais próxima do afeto do que do instinto. Embora as ideias às quais me refiro tenham origem no pensamento freudiano, quem nos chamou a atenção para elas foi Melanie Klein, que, de maneira útil, distinguiu a identificação projetiva da introjetiva, enfatizando a importância desses mecanismos (Klein, 1932, 1957).

Caso: mulher de quarenta anos, solteira

Gostaria de apresentar os detalhes de uma análise para ilustrar de maneira prática a importância desses mecanismos. Não é necessário dizer muito sobre essa paciente, bastando chamar a atenção para o empobrecimento de sua vida devido à sua incapacidade de "se colocar no lugar dos outros". Ela se mantinha isolada ou, então, buscava, de maneira hesitante, estabelecer relações de objeto com apoio instintivo. Sua dificuldade específica tinha razões bastante complexas, mas é possível dizer que essa paciente vivia em um mundo que era o tempo todo distorcido para ela, devido à sua própria incapacidade de se preocupar com o que as outras pessoas sentiam. Além disso, não acreditava que os outros soubessem como ela era ou como se sentia.

É preciso compreender que, em casos de pacientes como essa – que conseguia trabalhar e apenas de vez em quando se sentia deprimida a ponto de ter pensamentos suicidas –, tal condição era uma defesa organizada, e não simplesmente uma incapacidade inata mantida desde a primeira infância. Como sempre na psicanálise, deve-se estudar de que maneira esses mecanismos são utilizados como uma organização de defesa extremamente sofisticada, para que se possa começar a compreender a condição inicial. No caso de minha paciente, havia áreas nas quais ela tinha uma empatia e uma simpatia muito destacadas – por exemplo, em relação a todas as pessoas oprimidas do mundo. Naturalmente, isso incluía grupos tratados por outros de maneira degradante e também as mulheres. Desde as profundezas de sua natureza, ela via as mulheres como pessoas degradadas e de terceira classe. (Além disso, os homens representavam seu elemento masculino cindido, de modo que ela não permitia que eles fizessem parte de sua vida na prática. O tema dos elementos cindidos do outro sexo é relevante. Porém, como não se trata do tema principal deste capítulo, será deixado de lado; esse tema foi explorado no capítulo 5.)

> Nas semanas que antecederam a sessão que descrevo, surgiram sinais de que a paciente começava a reconhecer sua incapacidade de identificação projetiva. Ela afirmou em diversas

10. O INTER-RELACIONAMENTO INDEPENDENTE DO IMPULSO INSTINTIVO

ocasiões, e o fez de maneira agressiva, como se esperasse ser contrariada, que não havia sentido em se sentir mal por alguém que tinha morrido. "Você pode se sentir mal pelas pessoas que ficaram para trás e que gostavam do morto, mas quem morreu, morreu e ponto final." Essa era uma afirmação lógica e não existia nada além da lógica para minha paciente. O efeito cumulativo desse tipo de atitude fez os amigos dela perceberem que algo estava ausente em sua personalidade, por mais intangível que fosse, de modo que suas amizades tinham alcance limitado.

Ao longo da sessão que descrevo, a paciente relatou a morte de um homem por quem tinha grande respeito. Ela percebeu que estava se referindo à possível morte de seu analista – eu – e à perda de uma parte especial de mim da qual ela ainda precisava. Era possível perceber que ela sabia que havia algo de insensível em seu desejo de que o analista continuasse vivo exclusivamente para atender a suas necessidades residuais (ver Blake, 1968).

Houve um período em que minha paciente afirmou que desejava chorar ininterruptamente e sem nenhuma razão aparente. Naquele momento, mostrei-lhe que, ao dizer isso, afirmava ser incapaz de chorar. Ela retrucou: "Não consigo chorar aqui porque isso é tudo o que tenho e não posso perder tempo". Então, ela desatou a chorar ao dizer: "Nada faz sentido!".

Uma fase chegou ao fim naquele momento, e agora a paciente me contava os sonhos que havia anotado.

Um aluno na escola onde ela era professora estava pensando em abandonar os estudos e procurar emprego. Ela afirmou que isso era motivo de luto; era como perder um filho. Nessa área específica, a identificação projetiva havia se tornado um mecanismo muito importante durante os últimos um ou dois anos de análise. As crianças para quem ela dava aula – especialmente as

> mais talentosas – a representavam, de modo que suas conquistas também eram dela, e era um desastre quando abandonavam a escola. Quando os alunos que a representavam – em especial os meninos – não a tratavam com simpatia, ela se sentia insultada.

Nesse ponto, havia uma área recém-desenvolvida na qual a identificação projetiva tinha sido possibilitada e, mesmo que fosse patologicamente compulsiva do ponto de vista clínico, essa área era significativa em relação ao que os alunos precisam em um professor. O mais importante era que, para ela, esses alunos não eram cidadãos de terceira classe, mesmo que parecessem ter essa posição de acordo com a imagem que ela fazia da escola, onde muitos dos funcionários agiam como se detestassem as crianças.

Durante uma longa análise, essa foi a primeira vez que pude usar o material para apontar o fato da identificação projetiva. Obviamente, não usei o termo técnico. O menino que apareceu para ela em sonho e que pensava em sair da escola para procurar emprego, em vez de completar os estudos, poderia ser compreendido por minha paciente (sua professora) como o lugar onde ela encontrava algo de si mesma. O que ela descobriu naquele momento foi, na verdade, um elemento masculino cindido (mas, conforme mencionei anteriormente, esse detalhe importante ficará para outra apresentação desse material de caso).

> Nesse momento, a paciente conseguia falar sobre as identificações cruzadas e revisitar determinadas experiências recentes, nas quais agira de modo incrivelmente insensível para quem desconhecesse sua incapacidade de estabelecer identificações projetivas ou introjetivas. Na verdade, ela se impusera, como pessoa doente, a outra pessoa doente, exigindo toda a atenção para si "em total detrimento" (afirmou, observando-se de uma

nova maneira) da realidade da outra pessoa.[5] Nesse ponto, ela introduziu corretamente a palavra "alienação" para descrever o sentimento que sempre tivera devido à ausência de identificações cruzadas e ainda foi capaz de dizer que boa parte da inveja que sentia de uma pessoa amiga (que era como alguém da família) – a quem impusera seu self doente – tinha a ver com a capacidade positiva dessa pessoa de viver e de se comunicar em termos de identificações cruzadas.

Em seguida, ela passou a descrever uma experiência de fiscalização durante uma prova em que um de seus alunos estava sendo avaliado em Arte. Ele fez uma pintura linda e, em seguida, cobriu a imagem com tinta. Foi horrível para a paciente assistir àquela cena, e ela sabe que alguns de seus colegas interferem nesses casos, o que não seria ético do ponto de vista do processo de avaliação. Observar a boa pintura sendo coberta e não poder resgatá-la foi um duro golpe para seu narcisismo. O uso que ela fez do menino como expressão de sua própria experiência de vida foi tão forte que ela teve uma enorme dificuldade em entender que, para esse menino, o abandono da pintura boa poderia ter valor, já que ele talvez não tivesse coragem de se sair tão bem e ser elogiado ou talvez tenha pensado que, para passar na prova, precisaria corresponder às expectativas dos avaliadores e isso envolveria uma traição de seu verdadeiro self. Talvez ele tivesse que fracassar.

Podemos ver aqui um mecanismo que poderia ter levado a paciente a ser uma má examinadora, mas isso se refletiu na des-

---

[5] Em outros termos pertinentes à análise da psiconeurose, tratava-se de uma ação sádica inconsciente, mas essa terminologia é inútil nesse caso.

coberta dos conflitos enfrentados pelas crianças que representavam uma parte dela, em especial seu elemento masculino, ou executivo. Nessa ocasião particular que relato, minha paciente conseguiu enxergar, praticamente sem ajuda do analista, que essas crianças não viviam para beneficiá-la, embora ela sentisse exatamente isso. Em algumas ocasiões, ela sentia que existia somente através das crianças nas quais projetava partes de si.

Pelo modo como esse mecanismo operava nela, podemos compreender como algumas das exposições kleinianas sobre a linguagem utilizada levam a crer que o paciente está, na verdade, atribuindo à força *coisas* a outras pessoas, animais ou ao analista. Isso é especialmente válido quando o paciente apresenta tendências depressivas, mas não as vivencia porque joga o material da fantasia depressiva para o analista.

> O próximo sonho foi com uma criança pequena que era lentamente envenenada por um químico. O sonho tinha relação com a dependência da paciente em relação à terapia farmacológica, embora a dependência química não fosse uma característica presente em seu caso. Ela precisa de ajuda para dormir e, conforme afirmou, apesar de odiar medicamentos e fazer de tudo para evitá-los, é pior quando não consegue dormir e se vê obrigada a suportar o dia em estado de privação de sono.
>
> O material seguinte continuou a tratar desse tema, que apareceu de uma nova maneira nessa sessão específica de sua longa análise. Entre as associações subsequentes, a paciente citou um poema de Gerard Manley Hopkins:[6]

---

6 Em Gerard Manley Hopkins, "O naufrágio do Deutschland" in *Hopkins: a beleza difícil*, intr. e trad. de Augusto de Campos. São Paulo: Perspectiva, 1997. No original: "*I am soft sift/ In an hourglass –*

10. O INTER-RELACIONAMENTO INDEPENDENTE DO IMPULSO INSTINTIVO

> Eu sou só pó
> De uma ampulheta – ao pé da
> Parede, nó do movimento, mó
> Que me coa e ecoa à queda;
> Quieto como água parada, até a pedra, a areia,
> Porém encordoado sempre, a cair da aresta
> Em riste do rochedo, com a veia [...]

A ideia implícita era que ela estava completamente à mercê de alguma força como a da gravidade, à deriva, sem nenhum controle. Com frequência ela sente isso a respeito da análise e das decisões do analista em relação ao horário e à duração das sessões. Podíamos ver aqui a ideia de uma vida sem identificação cruzada, e isso significa que o analista (ou Deus, ou o destino) não fornece nada por meio da identificação projetiva, ou seja, compreendendo as necessidades da paciente.

A partir desse ponto, minha paciente começou a falar sobre outros temas de vital importância que não dizem respeito ao tema específico das identificações cruzadas, mas que estão ligados à natureza implacável da luta entre seu self feminino e o elemento masculino cindido.

Ela se descreveu como uma pessoa encarcerada, trancafiada, completamente fora do controle das coisas, identificada com a areia dentro da ampulheta. Estava claro que ela havia desenvolvido uma técnica para lidar com as identificações projetivas do elemento masculino cindido, que lhe permitia deri-

---

at the wall/ Fast, but mined with a motion, a drift, And it crowds and it combs to the fall;/ I steady as a water in a well, to a poise, to pane,/ But roped with, always, all the way down from the tall/ Fells or flanks of the voel, a vein [...]".

var experiências através dos alunos e de outras pessoas em que pudesse projetar essa parte de si; em comparação, entretanto, ela era marcada por uma impressionante incapacidade de estabelecer uma identificação projetiva a respeito de seu self feminino. Essa paciente não vê dificuldade em pensar o tempo todo em si mesma como mulher, mas ela *sabe*, e sempre soube, que mulheres são "cidadãos de terceira classe" e também sempre *soube* que não há nada que se possa fazer a respeito disso.

Nesse momento, ela conseguia perceber seu dilema como o divórcio ou a separação entre seu self feminino e o elemento masculino cindido. A partir disso, surgiu um novo ponto de vista a respeito de seu pai e de sua mãe, atribuindo-lhes um inter-relacionamento caloroso e dedicado como casal e como pais. Em um momento extremo de recuperação de boas lembranças, a paciente sentiu novamente seu rosto repousado sobre o cachecol da mãe, o que trazia a ideia de um estado de fusão com ela e se vinculava, ao menos em teoria, com o estado primário anterior à separação entre objeto e sujeito ou anterior ao estabelecimento do objeto como objetivamente percebido e verdadeiramente separado, ou externo.

Nesse ponto surgiram diversas lembranças que reforçavam o que havia sido desenvolvido durante a sessão, memórias de um ambiente bom onde a paciente era uma pessoa doente. Ela sempre explorou e precisou explorar os fatores ambientais infelizes que tiveram relevância etiológica. Com frequência, relatava o alívio que sentiu na ocasião em que viu os pais se beijando quando ela era pequena. Agora, compreendia o sentido disso de um modo novo e profundo, pois acreditava que os sentimentos que levaram ao ato eram genuínos.

10. O INTER-RELACIONAMENTO INDEPENDENTE DO IMPULSO INSTINTIVO

Nessa sessão foi possível observar o processo de desenvolvimento de uma capacidade de identificação projetiva e como essa nova habilidade carregava consigo um novo tipo de relacionamento que a paciente ainda não havia alcançado na vida. Com isso, ela conseguiu compreender como essa ausência relativa empobreceu sua relação com o mundo e do mundo com ela, especialmente no que diz respeito à intercomunicação. É preciso acrescentar que, além da *empatia* recém-adquirida, surgiu por meio da transferência uma crueldade renovada, assim como a capacidade de fazer grandes exigências ao analista, presumindo que ele – tornado agora um fenômeno externo e separado – *conseguiria cuidar de si mesmo*. A paciente acreditava que o analista ficaria contente com o fato de ela ter desenvolvido a avidez, que, num sentido importante, é equivalente ao amor. A função do analista é a sobrevivência.

Houve uma mudança nessa paciente. No intervalo de duas semanas, ela chegou até a dizer que sentia pena da mãe (que havia morrido), porque esta não podia continuar usando as joias que tinha lhe dado e que ela própria não conseguia usar. Minha paciente não tinha consciência plena de ter afirmado, pouco tempo antes, que não seria possível sentir pena de uma pessoa morta, o que era verdade em sentido friamente lógico. Agora ela estava vivendo *imaginativamente,* ou querendo viver por meio do uso das joias, para dar alguma vida à mãe falecida, mesmo que de maneira limitada e indireta.

Relação das mudanças com o processo terapêutico

Eis a questão: de que maneira ocorrem essas mudanças na capacidade do paciente? Sem dúvida, a resposta *não* é que elas se dão por meio da ação da interpretação diretamente relacionada ao funcionamento do mecanismo mental. Digo isso apesar de ter feito uma referência verbal direta no material clínico que apresentei; em minha opinião, o trabalho já tinha sido realizado quando me permiti esse luxo.

Existe um longo histórico de psicanálise nesse caso, realizada durante muitos anos com um colega e durante três anos comigo.

Seria justo afirmar que a capacidade do analista de usar mecanismos projetivos – talvez o passaporte mais importante para o trabalho em psicanálise – se torna gradativamente introjetada. Mas isso não é tudo nem é fundamental.

Nesse caso e em outros similares, descobri que os pacientes passam por fases necessárias de regressão à dependência na transferência, permitindo que experimentem o efeito completo da adaptação à necessidade, baseada na capacidade do analista (da mãe) de se identificar com o paciente (seu bebê). Ao longo desse tipo de experiência, há uma quantidade suficiente do ser que se funde ao analista (à mãe) para permitir que o paciente viva e se relacione sem a necessidade de mecanismos de identificação projetivos e introjetivos. Surge, a seguir, o doloroso processo por meio do qual o objeto é separado do sujeito, e o analista é removido e colocado fora do controle onipotente do paciente. A sobrevivência daquele à destrutividade pertinente e decorrente dessa mudança permite que algo novo aconteça: o *uso* que o paciente faz do analista e o início de um novo relacionamento baseado nas identificações cruzadas (ver capítulo 6). Nesse ponto, o paciente pode começar a se colocar imaginativamente no lugar do analista, e (ao mesmo tempo) é possível e bom para o analista se colocar no lugar do paciente, desde que mantenha os pés no chão.

10. O INTER-RELACIONAMENTO INDEPENDENTE DO IMPULSO INSTINTIVO

Assim, o resultado favorável se deu por uma evolução na transferência, ocorrida devido à continuidade do processo analítico.

A psicanálise chamou muita atenção para o funcionamento e a sublimação do instinto [*drive*]. É importante lembrar que existem mecanismos relevantes para a relação de objeto que não são determinados pelo instinto [*drive*]. Enfatizei os elementos do brincar que não são determinados pelo instinto e dei exemplos para ilustrar a inter-relação ligada à exploração da dependência e dos fenômenos de adaptação que ocorrem naturalmente nos bebês e em seus pais. Também destaquei que boa parte de nossa vida se passa na inter-relação própria das identificações cruzadas.

A seguir, gostaria de tratar dos relacionamentos ligados ao modo como os pais lidam com a rebeldia adolescente.

11

CONCEITOS ATUAIS DO DESENVOLVIMENTO ADOLESCENTE E SUAS IMPLICAÇÕES PARA A EDUCAÇÃO EM NÍVEL SUPERIOR

OBSERVAÇÕES PRELIMINARES

Minha abordagem em relação a esse tema amplo tem origem na área da minha experiência especial.[1] Os comentários que farei devem ser compreendidos sob a ótica da atitude psicoterapêutica. Naturalmente, na qualidade de psicoterapeuta costumo pensar em fatores como:

- o desenvolvimento emocional do indivíduo;
- o papel da mãe e dos pais;
- a família como desenvolvimento natural em termos das necessidades da infância;
- o papel da escola e de outros grupos sociais como extensão da ideia de família e como alívio em relação aos padrões estabelecidos pela família;

---

[1] Parte de um simpósio realizado na 21ª Reunião Anual da British Student Health Association, em Newcastle upon Tyne, 18 de julho de 1968.

II. CONCEITOS ATUAIS DO DESENVOLVIMENTO ADOLESCENTE

- o papel especial da família em relação às necessidades dos adolescentes;
- *a imaturidade do adolescente*;
- a conquista gradativa da maturidade na vida do adolescente;
- a conquista individual de uma identificação com grupos sociais e com a sociedade, sem uma perda grande demais da espontaneidade pessoal;
- a estrutura da sociedade, entendida aqui como substantivo coletivo; sociedade como entidade composta de unidades individuais, sejam elas maduras ou imaturas;
- as abstrações da política, da economia, da filosofia e da cultura, vistas como culminação dos processos naturais de crescimento;
- o mundo como sobreposição de centenas de milhões de padrões individuais, todos imbricados.

A dinâmica é o processo de crescimento, que é herdado por cada indivíduo. Pressupomos aqui um ambiente facilitador suficientemente bom, que é condição *sine qua non* para o início do crescimento e do desenvolvimento individuais. Existem genes que determinam padrões e uma tendência hereditária para crescer e alcançar a maturidade; entretanto, todo crescimento emocional ocorre em relação com a provisão ambiental, que precisa ser suficientemente boa. É necessário destacar que a palavra "perfeito" não faz parte dessa definição – a perfeição é própria das máquinas e as imperfeições características da adaptação humana às necessidades são uma qualidade fundamental de um ambiente facilitador.

Um traço fundamental em tudo isso é a ideia de *dependência individual*, sendo a dependência, inicialmente, quase absoluta e transformando-se de maneira gradativa e ordenada em uma dependência relativa, voltada para a independência. A independência jamais se torna absoluta e o indivíduo visto como unidade autônoma nunca é verdadeiramente independente do ambiente, embora existam, na maturidade, maneiras pelas quais ele pode *se sentir* livre, desde que promova a felicidade e a sensação de possuir uma identidade pessoal. Por meio das identificações cruzadas, a linha nítida que divide o eu e o não eu fica borrada.

Tudo o que fiz até o momento foi enumerar as diversas seções de uma enciclopédia da sociedade humana nos termos da eterna ebulição na superfície do caldeirão do crescimento humano, visto coletivamente e reconhecido como dinâmico. Consigo abordar aqui uma parcela limitada e, assim, é importante expor o que tenho a dizer diante do vasto pano de fundo da humanidade, que pode ser vista de muitas maneiras diferentes e observada olhando dos dois lados do telescópio.

Doença ou saúde?

A partir do momento em que deixo de falar amenidades e me torno mais específico, vejo-me obrigado a escolher isto e rejeitar aquilo. Um bom exemplo é o tema da doença psiquiátrica pessoal. A sociedade é composta de todos os seus membros individuais. A estrutura da sociedade é construída e mantida por seus membros psiquiatricamente saudáveis. Entretanto, ela também deve incluir aqueles que estão doentes, como:

- os imaturos (em idade);
- os psicopáticos (produto final da deprivação – pessoas que, *quando têm esperança*, têm de levar a sociedade a reconhecer a realidade de sua deprivação, seja de um objeto bom

II. CONCEITOS ATUAIS DO DESENVOLVIMENTO ADOLESCENTE

e amado, seja de uma *estrutura* satisfatória com a qual se pode contar para resistir às dificuldades surgidas do movimento espontâneo);
- os neuróticos (assombrados pela motivação inconsciente e pela ambivalência);
- os de humor instável (oscilando entre o suicídio e alguma alternativa, que pode levar às maiores realizações, em termos de contribuição);
- os esquizoides (cujo trabalho de toda a vida já está determinado: o estabelecimento de si mesmos, cada um como indivíduo que tem senso de identidade e se sente real);
- os esquizofrênicos (que, ao menos nas fases de doença, não se sentem reais e que, no melhor dos casos, só conquistam algo vivendo por procuração).

Devemos acrescentar a essa lista a categoria mais incômoda de todas, que inclui muitas pessoas que se colocam em posições de autoridade e de responsabilidade: os paranoides, dominados por um sistema de pensamento. Esse sistema precisa ser constantemente demonstrado para explicar tudo o que existe. A alternativa (para os indivíduos que apresentam esse tipo de doença) é uma aguda confusão de ideias, um sentimento de caos e uma perda de toda previsibilidade.

Existe um grau de sobreposição em qualquer descrição de doença psiquiátrica, pois as pessoas não se encaixam perfeitamente em grupos de doenças. É isso que faz com que médicos e cirurgiões tenham tanta dificuldade em compreender a psiquiatria. Eles dizem: "Você tem a doença e nós temos (ou teremos em um ou dois anos) a cura". Nenhum rótulo psiquiátrico corresponde exatamente ao caso, sobretudo os rótulos de "normal" ou "saudável".

Poderíamos observar a sociedade sob o espectro da doença, como seus membros doentes chamam a atenção e como a sociedade ganha novas cores por meio dos agrupamentos de doenças que se iniciam nos indivíduos; ou, por outro lado, podemos examinar como as famílias e as unidades sociais produzem indivíduos psiquiatricamente saudáveis, mas que foram distorcidos e incapacitados pela unidade social a que pertencem em algum momento específico.

Escolhi não analisar a sociedade dessa maneira, preferindo observá-la *a partir de sua saúde*, ou seja, de seu crescimento ou do eterno rejuvenescimento que surge naturalmente da saúde de seus membros saudáveis em termos psiquiátricos. Digo isso embora saiba que, por vezes, a proporção de membros não saudáveis em um grupo é tão grande que, mesmo somando toda a sua saúde, os elementos saudáveis não conseguem absorvê-los. Nesse caso, a própria unidade social se torna uma vítima psiquiátrica.

Por essa razão, pretendo observar a sociedade como se fosse composta de pessoas saudáveis. Ainda assim, veremos que ela tem problemas suficientes! Mais que suficientes!

É preciso destacar que não usei a palavra "normal". Esse termo denota um pensamento simplista. Porém, acredito que existe algo que se pode chamar de saúde psiquiátrica, o que significa que é justificável estudar a sociedade (como outros fizeram antes de mim) enxergando-a como a representação coletiva do crescimento individual em busca da realização pessoal. O axioma é que, uma vez que não há sociedade, exceto como estrutura criada, mantida e constantemente reconstruída pelos indivíduos, não há realização pessoal sem sociedade nem sociedade desligada dos processos de crescimento coletivo dos indivíduos que a compõem. Além disso, devemos aprender a deixar de procurar pelo cidadão global, contentando-nos em encontrar esporadicamente pessoas cuja unidade social se estende para além da versão local de sociedade, superando o nacionalismo e os limites das seitas religiosas. Na verdade, devemos aceitar o fato de que a saúde e a realização pessoal das pessoas psiquiatricamente saudáveis dependem da *lealdade a uma área delimitada da sociedade*, talvez o clube de boliche local. E por que não? Se procurarmos por Gilbert Murray em todos os lugares, só iremos nos frustrar.

Tese principal

Uma definição positiva de minha tese me leva de imediato às tremendas mudanças que ocorreram ao longo dos últimos cinquenta anos em relação à importância da maternagem suficientemente boa. Isso inclui os pais, mas estes devem, entretanto, permitir que eu utilize o termo "maternal" para descrever a atitude total em relação aos bebês e a seu cuidado. O termo "paternal" surge necessariamente um pouco mais tarde que o "maternal". Como pessoa do sexo masculino, o pai se torna gradativamente um fator significativo. Em seguida, vem a família, cuja base é a união entre pais e mães ao compartilharem a responsabilidade pelo que criaram juntos e que chamamos de um novo ser humano: o bebê.

Permitam-me tratar da provisão maternal. Sabemos que o modo como o bebê é segurado e manuseado é importante e que também é importante saber quem é o responsável pelos cuidados com ele, se é a mãe ou outra pessoa. Em nossa teoria sobre os cuidados com a criança, a continuidade dos cuidados se tornou uma característica fundamental para o conceito de um ambiente facilitador, e percebemos que, por meio da continuidade da provisão ambiental – e somente por meio dela –, o novo bebê dependente pode ter uma continuidade ao longo de sua vida, não um padrão de reação ao imprevisível e de recomeços constantes (ver Milner, 1934).

Posso me referir aqui à obra de Bowlby (1969): a reação da criança de dois anos à perda da pessoa materna (mesmo que temporária), quando superior à capacidade do bebê de manter sua imagem viva, tornou-se um fato amplamente aceito, mesmo que ainda não tenha sido plenamente explorado; porém, a ideia por trás disso se estende para todo o tema da continuidade dos cuidados e tem origem no início da vida pessoal do bebê, ou seja, antes que este perceba objetivamente a totalidade da mãe como indivíduo.

Outra característica nova: como psiquiatras de crianças, não nos preocupamos apenas com a saúde. Gostaria que o mesmo valesse para a psiquiatria em geral. Preocupamo-nos com a riqueza da felicidade que se constitui a partir da saúde e *não se constitui* em um estado de doença psiquiátrica, mesmo que os genes pudessem levar a criança à realização pessoal.

Passamos a observar favelas e a pobreza em geral não apenas com horror, mas com os olhos abertos para a possibilidade de que, para um bebê ou uma criança pequena, a família da favela possa ser mais segura e "boa" como ambiente facilitador do que uma família em uma linda casa onde não existe a opressão da vida comum.[2] Além disso, devemos tratar das diferenças fundamentais entre os grupos sociais em relação aos costumes que adotam. Um bom exemplo é o uso do cueiro, em oposição à

---

2 Superpopulação, miséria, pestes, a constante ameaça de doenças físicas, de desastres e de leis promulgadas por uma sociedade benevolente.

II. CONCEITOS ATUAIS DO DESENVOLVIMENTO ADOLESCENTE

permissão dada ao bebê para explorar e se mover, como ocorre quase universalmente na sociedade britânica. Qual é a atitude local em relação à chupeta, ao hábito de chupar o dedo e aos exercícios autoeróticos em geral? Como as pessoas reagem às incontinências naturais dos primeiros anos de vida e sua relação com a continência? E assim por diante. A fase de Truby King[3] ainda está em via de ser superada por adultos que tentam dar a seus bebês o direito de descobrir uma moralidade pessoal, e podemos ver isso numa reação à doutrinação que chega ao extremo da extrema permissividade. É possível que a diferença entre o cidadão branco dos Estados Unidos e seu compatriota negro não tenha tanto a ver com a cor da pele, mas com o aleitamento materno. É incalculável a inveja que a população branca alimentada com mamadeira sente em relação à população negra que em sua maioria, creio, é amamentada no peito.

Devo destacar que me preocupo com a motivação inconsciente, que é um conceito pouco popular. Os dados de que preciso não podem ser coletados por meio do preenchimento de questionários. Computadores não podem ser programados para revelar as motivações inconscientes de indivíduos tratados como ratos de laboratório em uma pesquisa. É aqui que as pessoas que passaram anos fazendo psicanálise devem clamar pela sanidade contra a crença insana nos fenômenos superficiais que caracterizam a investigação computadorizada dos seres humanos.

---

[3] Alusão ao método de assistência materno-infantil criado pelo pediatra neozelandês Sir Frederic Truby King (1858-1938). Entre outras recomendações, esse método impunha ao bebê horários rígidos de alimentação e de sono, além de aconselhar à mãe que evitasse embalá-lo ou acariciá-lo.

Mais confusão

Outra fonte de confusão é a suposição simplista de que, se mães e pais criarem bem seus filhos, eles causarão menos problemas. Longe disso! Essa ideia é muito próxima de meu tema principal, uma vez que desejo mostrar que, quando analisamos a adolescência, quando os sucessos e os fracassos do cuidado com o bebê e com a criança vêm à tona, alguns dos problemas de hoje estão ligados aos elementos positivos da educação moderna e das atitudes modernas em relação aos direitos do indivíduo.

Se você fizer todo o possível para promover o crescimento pessoal de seus filhos, deverá ser capaz de lidar com os resultados mais surpreendentes. Caso consigam se encontrar na vida, eles não se contentarão com qualquer coisa menos que a totalidade de si mesmos, o que inclui a própria agressividade e elementos destrutivos, assim como elementos que podem ser considerados amáveis. Você terá que sobreviver a essa longa rixa.

Com alguns filhos, você terá sorte se seus cuidados permitirem rapidamente que eles usem símbolos, brinquem, sonhem, sejam criativos de maneiras satisfatórias, mas mesmo assim a caminhada até esse ponto pode ser difícil. De todo modo, você cometerá erros, e esses erros serão vistos e sentidos como algo desastroso, e seus filhos se esforçarão para que você se sinta responsável pelos reveses, mesmo que você não tenha essa responsabilidade. Seus filhos simplesmente dirão: eu não pedi para nascer.

Sua recompensa é a riqueza que pode aparecer gradualmente no crescimento pessoal de seus filhos. E, se você for bem-sucedido, esteja preparado para sentir inveja dos filhos que tiverem oportunidades de desenvolvimento pessoal melhores que as suas. Você se sentirá recompensado se um dia sua filha lhe pedir que cuide dos filhos dela, indicando, assim, que ela acredita que você seja capaz de fazer isso de maneira satisfatória; ou se seu filho quiser ser como você de alguma maneira, ou se apaixonar por uma moça por quem você também teria se interessado, se fosse jovem. As recompensas surgem *indiretamente*. E, é óbvio, você sabe que ninguém lhe será grato.

MORTE E ASSASSINATO NO PROCESSO ADOLESCENTE[4]

Passo agora ao exame desses temas e de como eles afetam o papel dos pais durante a puberdade dos filhos ou em meio aos sofrimentos da adolescência.

Embora muita coisa seja publicada a respeito dos problemas individuais e sociais que apareceram na última década, sempre que os adolescentes têm a liberdade de se expressar pode haver espaço para comentários pessoais sobre o conteúdo da fantasia adolescente.

Durante o período de crescimento adolescente, meninos e meninas saem desajeitada e desordenadamente da infância, afastando-se da dependência, tateando em busca do status adulto. O crescimento não é apenas uma tendência hereditária, mas um entrelaçamento extremamente complexo com o ambiente facilitador. Se a família ainda estiver por perto para ser usada, ela será usada de maneira intensa; se a família já não estiver disponível para ser usada ou para ser dispensada (uso negativo), pequenas unidades sociais precisam ser estabelecidas para conter o processo de crescimento do adolescente. Sur-

---

[4] Publicado com o título "Adolescent Process and the Need for Personal Confrontation". *Pediatrics*, v. 44, n. 5, parte 1, 1969.

gem na puberdade os mesmos problemas presentes nos estágios iniciais, quando esses mesmos indivíduos eram crianças pequenas ou bebês relativamente inofensivos. Vale destacar que, ainda que você tenha feito tudo de maneira correta nos estágios iniciais e continue se saindo bem, não é possível contar com a paz e a tranquilidade. Na realidade, você pode esperar por problemas. Alguns deles são inerentes a esses estágios tardios.

Vale a pena comparar as ideias adolescentes com as da infância. Se na fantasia do crescimento inicial está contida a morte, na adolescência está contido o *assassinato*. Mesmo quando o crescimento ocorre sem grandes crises no período da puberdade, é preciso lidar com os graves problemas do manejo, já que crescer significa assumir o lugar dos pais. *Isso realmente acontece*. Na fantasia inconsciente, crescer é um ato inerentemente agressivo e a criança agora não tem mais o tamanho de uma criança.

Creio que seja relevante e útil observar o jogo "Eu sou o Rei do Castelo". Essa brincadeira pertence ao elemento masculino de meninos e meninas. (O tema também pode ser enunciado em termos do elemento feminino em meninas e meninos, mas não há espaço para isso aqui.) Trata-se de um jogo do início do período de latência e, na puberdade, ele se transforma em uma situação de vida.

"Eu sou o Rei do Castelo" é uma afirmação da existência pessoal. É uma conquista do crescimento emocional individual. É uma posição que infere a morte de todos os rivais, ou o estabelecimento de dominância. O ataque esperado é mostrado nas palavras seguintes: "E você é um velho banguelo" (ou "Desça daqui, seu velho banguelo").[5] Dê nome ao seu rival e você saberá onde está. Pouco depois o velho banguelo derruba o rei e ocupa

---

5 No original: "*I am the King of the Castle/ and you're a dirty rascal*".

seu lugar. Os Peter e Iona Opie (1951) se referem a essa rima, afirmando que o jogo é antiquíssimo e que Horácio (20 a.C.) registra a brincadeira infantil como:

Rex erit qui recte faciet;
Qui non faciet, non erit.[6]

Não há razão para pensar que a natureza humana mudou. O que precisamos fazer é procurar o duradouro no efêmero. Devemos traduzir essa brincadeira infantil para a linguagem da motivação inconsciente do adolescente e da sociedade. Para que a criança se torne adulta, esse movimento é alcançado sobre o cadáver de um adulto. (Parto do pressuposto de que o leitor sabe que me refiro à fantasia inconsciente, ou seja, ao material que serve de base para o brincar.) É claro que sei que muitos jovens podem encontrar uma forma de passar por esse estágio do crescimento em um contexto de harmonia constante com os pais, sem necessariamente manifestar a rebeldia dentro de casa. Mas é importante lembrar que a rebeldia faz parte da liberdade que foi dada à criança, criada de modo a existir como ser autônomo. Em alguns casos, seria possível dizer: "Você plantou um bebê e colheu uma bomba". Na realidade, isso é sempre verdade, embora nem sempre pareça.

Na fantasia inconsciente total que faz parte do crescimento durante a puberdade e a adolescência, ocorre a *morte de alguém*. Pode-se lidar com boa parte disso por meio de brincadeiras e de deslocamentos e com base em identificações cruzadas; porém, na psicoterapia do adolescente individual (e falo aqui como psi-

---

6 Em português: "Será rei todo aquele que agir corretamente;/ aquele que não o fizer, não será".

coterapeuta), é possível encontrar morte e triunfo pessoal como algo inerente ao processo de amadurecimento e à aquisição do status de adulto. Isso dificulta a vida de pais e responsáveis. Entretanto, também dificulta a vida do adolescente, que encara timidamente o assassinato e o triunfo que fazem parte do amadurecimento durante esse estágio crucial. O tema inconsciente pode se manifestar como a experiência de um impulso suicida ou como suicídio de fato. Os pais podem ajudar apenas um pouco; o melhor que podem fazer é *sobreviver*, mantendo-se intactos, sem mudar sua essência e sem abrir mão de princípios importantes. O que não quer dizer que também não possam crescer.

Parte dos adolescentes se tornará vítima ou alcançará um tipo de maturidade em termos de sexo e de casamento, possivelmente se tornando pais como os seus próprios. Talvez isso seja o suficiente. Mas lá no fundo acontece uma luta de vida e morte. A situação perde muito de sua riqueza quando é fácil demais e consegue evitar os conflitos.

Isso me traz ao ponto principal, o difícil tema da *imaturidade* do adolescente. Adultos maduros devem reconhecer isso e acreditar em sua própria maturidade como nunca antes nem depois.

Entenda-se que é difícil afirmar isso sem ser incompreendido, pois falar de imaturidade poderia parecer que se baixou o nível da discussão. Porém, esse não é nosso objetivo.

Uma criança de qualquer idade (digamos, seis anos) precisa se tornar responsável de uma hora para outra, talvez em decorrência da morte de um dos pais ou da separação da família. Essa criança envelhece prematuramente e perde a espontaneidade, a capacidade de brincar e o impulso criativo despreocupado. Com maior frequência, quem se encontra nessa posição é o adolescente, que de repente depara com a responsabilidade de votar ou de concorrer a uma vaga na universidade. Naturalmente, quando as circunstâncias se alteram (se, por exemplo, você ficar doente, morrer ou passar por dificuldades financeiras), é impossível deixar de esperar que o menino ou a menina se tornem agentes responsáveis antes do tempo; é possível que crianças mais novas precisem ser cuidadas ou educadas, ou pode haver uma necessidade absoluta de dinheiro para viver. Entretanto, as coisas são muito diferentes quando – como política deliberada – os adultos transferem a responsabilidade; fazer isso, na realidade, pode ser uma forma de trair os próprios filhos em um momento crítico. Em termos do jogo, ou do jogo da vida, você está desistindo justamente quando estão vindo para matá-lo. Alguém fica contente com isso? Certamente não o adolescente, que passa então a estabelecer as regras. Perdem-se toda a atividade imaginativa e o esforço da imaturidade. A rebeldia deixa de fazer sentido e o adolescente que vence cedo demais se vê preso na própria armadilha e deve se tornar um ditador, que se levanta e espera a vez de ser morto – não pela nova geração de seus filhos, mas por seus irmãos. Naturalmente, ele busca controlá-los.

Eis aqui uma das muitas áreas em que a sociedade ignora a motivação inconsciente por sua própria conta e risco. Obviamente, o material do dia a dia do trabalho psicoterapêutico poderia ser usado em parte por sociólogos e políticos, assim como por adultos comuns – ou seja, adultos em suas próprias esferas limitadas de influência, mesmo que nem sempre em suas vidas privadas.

O que estou afirmando (dogmaticamente, para ser breve) é que o adolescente é *imaturo*. A imaturidade é um elemento essencial da saúde na adolescência. Há apenas uma cura para a imaturidade: a *passagem do tempo* e o crescimento na maturidade trazido pelo tempo.

A imaturidade é uma parte preciosa da cena adolescente. Nela estão contidas as características mais empolgantes do pensamento criativo, sentimentos novos e frescos, ideias para uma nova vida. A sociedade precisa ser abalada pelas aspirações daqueles que não são responsáveis. Se os adultos abdicarem da responsabilidade, o adolescente se torna adulto por meio de um processo prematuro e falso. Um conselho para a sociedade poderia ser: pelo bem dos adolescentes e de sua maturidade, não permita que eles deem um passo à frente e alcancem uma falsa maturidade, atribuindo-lhes uma responsabilidade que ainda não é deles, mesmo que lutem por ela.

Com a condição de que o adulto não abdique, podemos pensar nos esforços feitos pelos adolescentes que buscam se encontrar e determinar o próprio destino como a coisa mais empolgante que podemos ver na vida que nos rodeia. A ideia que o adolescente faz de uma sociedade ideal é empolgante e estimulante, mas a questão central da adolescência é sua imaturidade e a falta de responsabilidade. Esse é seu elemento mais sagrado e dura apenas alguns anos, pois se trata de uma característica que é perdida pelo indivíduo à medida que a maturidade é alcançada.

Sempre me esforço para me lembrar de que o estado da adolescência é eternamente carregado pela sociedade. Não a adolescência de meninos e meninas que, infelizmente, se tornam adultos em alguns anos, identificando-se rápido demais com algum tipo de perfil no qual novos bebês, crianças e adolescentes podem ser livres para ter vislumbres, sonhos e novos planos para o mundo.

O triunfo é parte da conquista da maturidade por meio do processo de crescimento. Triunfo não tem relação com a falsa maturidade baseada na imitação simplista de um adulto. Essa constatação traz consigo fatos terríveis.

II. CONCEITOS ATUAIS DO DESENVOLVIMENTO ADOLESCENTE

A natureza da imaturidade

Precisamos olhar por um momento para a natureza da imaturidade. Não devemos esperar que o adolescente tenha consciência de sua imaturidade nem que saiba quais são as características dela. Nós também não precisamos compreender. O importante é que o desafio dos adolescentes seja encarado. Mas por quem?

Confesso sentir que estou desrespeitando o tema pelo simples fato de abordá-lo. Quanto mais facilmente verbalizamos, menos eficazes nos tornamos. Imagine alguém conversando com um adolescente e dizendo: "O que você tem de mais empolgante é sua imaturidade!". Esse seria um exemplo crasso da incapacidade de encarar o desafio do adolescente. Talvez essa ideia de "encarar o desafio" represente um retorno à sanidade, já que a *compreensão* foi substituída pelo *confronto*. A palavra "confronto" é usada aqui para indicar que um adulto se levanta e afirma ter direito a um ponto de vista pessoal que talvez seja apoiado pelo de outros adultos.

Potencial durante a adolescência

Examinemos que tipo de coisa os adolescentes ainda não alcançaram.

As mudanças da puberdade ocorrem em idades diferentes, mesmo em crianças saudáveis. Aos meninos e meninas resta apenas esperar por elas. Essa espera representa uma tensão considerável para todos, especialmente para quem demora mais para se desenvolver; portanto, os mais atrasados podem acabar imitando os que se desenvolveram primeiro, e isso leva a falsas maturidades baseadas em identificações, e não em um processo de crescimento inato. De todo modo, a mudança sexual não é a única presente. Existem também um crescimento físico e o desenvolvimento de uma força real; surge, portanto, um perigo real que dá um novo significado à violência. Com a força chegam a astúcia e a destreza.

Apenas com o passar do tempo e com a experiência de vida meninos e meninas podem aceitar gradativamente a responsabilidade por tudo o que acontece no mundo da fantasia pessoal. Enquanto isso, existe uma forte tendência de que a agressão se manifeste sob forma suicida; ou, por outro lado, ela surge como uma busca por perseguição, que representa uma tentativa de escapar da loucura de um sistema persecutório delirante. Quando a perseguição é delirantemente esperada, existe a tendência de que ela seja provocada em uma tentativa de se livrar da loucura e do delírio. Um menino (ou menina) psiquiatricamente doente com um sistema delirante bem formado pode dar início a um sistema grupal de pensamento, levando a episódios baseados em perseguições *provocadas*. A lógica perde poder quando a deliciosa simplificação da posição persecutória é alcançada.

Porém, a coisa mais difícil de todas é a tensão que é sentida pelo indivíduo e que corresponde à fantasia *inconsciente* do *sexo* e da rivalidade associada à escolha de objeto sexual.

O adolescente, assim como o menino e a menina que estão em processo de crescimento, ainda não consegue assumir a responsabilidade pela crueldade e pelo sofrimento, pelo matar e ser morto que o mundo oferece. Isso salva o indivíduo nesse estágio da extrema reação contra a agressão pessoal latente, ou seja, contra o suicídio (a aceitação patológica da responsabilidade por todas as coisas ruins que existem ou poderiam ser imaginadas). Ao que tudo indica, o senso de culpa latente é enorme nos adolescentes, que precisam de anos para desenvolver a capacidade de encontrar no self um equilíbrio entre o bem e o mal, o ódio e a destruição que acompanham o amor dentro de si. Nesse sentido, a maturidade corresponde a um período posterior da vida, e não se pode esperar que o adolescente veja além do próximo estágio, que ocorre aos vinte e poucos anos.

Presume-se, com frequência, que meninos e meninas "que parecem coelhos", conforme o dito popular, e têm relações sexuais (além de uma gravidez ou duas) alcançaram a maturidade sexual. Porém, eles mesmos sabem que isso não é verdade e passam a detestar o sexo dessa maneira. É fácil demais. A maturidade sexual deve incluir todas as fantasias sexuais inconscientes e o indivíduo deve, por fim, ser capaz de aceitar tudo o que surge em sua mente com a escolha de objeto, a constância de objeto, a satisfação sexual e o entrelaçamento sexual. Além disso, há um sentimento de culpa que é adequado nos termos da fantasia inconsciente total.

Construção, reparação, restituição

O adolescente ainda não conhece a satisfação que pode ser alcançada por meio da participação em um projeto que deve incluir em si a qualidade da confiabilidade. Para o adolescente, não é possível saber quanto o trabalho – em virtude de sua contribuição social – alivia a sensação pessoal de culpa (que pertence aos impulsos agressivos inconscientes, intimamente ligados à relação de objeto e ao amor), ajudando, assim, a aliviar o medo interno e o impulso suicida ou a propensão a acidentes.

Idealismo

Pode-se dizer que uma das características mais empolgantes dos adolescentes é seu idealismo. Eles ainda não se deixaram levar pela desilusão, e isso fica claro pelo fato de serem livres para formular planos ideais. Estudantes de arte, por exemplo, conseguem ver que a arte pode ser bem ensinada e, assim, clamam por boas aulas de arte. E por que não? O que eles não levam em conta é que existem poucas pessoas capazes de dar boas aulas de arte. Ou, então, os estudantes veem que os espaços são apertados e poderiam ser melhorados, por isso gritam. Os outros é que devem encontrar o dinheiro para as melhorias. "Bom", dizem eles, "abandonem os gastos com os militares e invistam o dinheiro em novos prédios para as universidades!" Não cabe aos adolescentes pensar em longo prazo, algo que ocorre com mais naturalidade em quem viveu por muitas décadas e já começa a envelhecer.

Tudo isso está absurdamente resumido. Omito aqui a enorme relevância da amizade. Omito uma definição da posição daqueles que vivem sem se casar ou que adiam o casamento. Também deixo de fora o problema vital da bissexualidade, que é solucionado, mas nunca totalmente em termos da escolha de objeto e da constância de objeto heterossexual. Além disso, tomei muitas coisas relacionadas à teoria do brincar criativo como pressupostas. Existe ainda o patrimônio cultural; não se pode esperar que, durante a adolescência, o menino ou a menina comuns tenham mais que uma vaga noção do patrimônio cultural humano, já que é preciso se dedicar muito para conhecê-lo. Aos sessenta anos de idade, esses meninos e meninas estarão correndo desesperadamente contra o tempo em busca das riquezas que pertencem à civilização e seus subprodutos acumulados.

237

O mais importante é que a adolescência representa mais que a puberdade física, embora se baseie majoritariamente nela. Adolescência implica crescimento, e crescer demora. Embora o crescimento esteja acontecendo, *a responsabilidade deve ser assumida pelas figuras paternas*. Quando estas fogem ao seu papel, os adolescentes precisam assumir uma falsa maturidade, perdendo, assim, sua maior vantagem: a liberdade de ter ideias e de agir impulsivamente.

Resumo

Em poucas palavras, é empolgante que a adolescência tenha se tornado vocal e ativa, mas a luta adolescente presente hoje em dia no mundo todo precisa ser encarada e deve ser confrontada para se tornar real. O confronto deve ser pessoal. Os adultos são necessários para que os adolescentes tenham vida e vivacidade. Confrontos representam uma contenção não retaliatória, não vingativa, mas que tem força própria. É saudável nos lembrarmos de que a atual inquietação estudantil e sua expressão manifesta podem ser, em parte, resultado de uma atitude que nos orgulhamos de ter desenvolvido em relação aos cuidados com o bebê e a criança. Devemos permitir que os jovens mudem a sociedade e ensinem os adultos a ver o mundo com um novo olhar; porém, sempre que houver o desafio imposto por um menino ou uma menina em crescimento, é preciso que exista um adulto capaz de encará-lo, mesmo que isso nem sempre seja agradável.

Na fantasia inconsciente, essas são questões de vida e de morte.

APÊNDICE

Proponho a existência de um estágio do desenvolvimento dos seres humanos que é anterior à objetividade e à perceptibilidade. No início teórico, pode-se dizer que o bebê vive em um mundo subjetivo, ou conceitual. A passagem do estado primário a um estado no qual a percepção objetiva é possível não é apenas questão de um processo de crescimento inerente ou hereditário; além disso, existe a necessidade de um ambiente mínimo. Isso faz parte do amplo tema da jornada individual que parte da dependência em direção à independência.

Esse hiato de concepção e de percepção fornece um rico material de estudo. Postulo um paradoxo essencial, que devemos aceitar e que não pode ser resolvido. Esse paradoxo, que é central para o conceito, deve ser aceito e garantido durante o período de cuidados com cada bebê.

REFERÊNCIAS BIBLIOGRÁFICAS

ALLEY, Ronald 1964. *Francis Bacon: Catalogue Raisonné and Documentation*. Londres: Thames & Hudson.

AXLINE, Virginia Mae 1947. *Play Therapy: The Inner Dynamics of Childhood*. Boston, MA: Houghton Mifflin.

BALINT, Michael 1968. *The Basic Fault: Therapeutic Aspects of Regression*. Londres: Tavistock Publications.

BETTELHEIM, Bruno 1960. *The Informed Heart: Autonomy in a Mass Age*. Nova York: Free Press; BLAKE, Yvonne 1968. "Psychotherapy with the More Disturbed Patient". *Brit. J. Med. Psychol.*, v. 41.

BOWLBY, John 1969 *Attachment and Loss*. v. 1: *Attachment*. Londres/Nova York: Hogarth Press/Institute of Psycho-Analysis/Basic [ed. bras.: *Apego e perda*. v. 1: *Apego: a natureza do vínculo*, 2. ed. São Paulo: Martins Fontes, 1990].

DONNE, John 1962. *Complete Poetry and Selected Prose*, org. J. Hayward. Londres: Nonesuch Press.

ERIKSON, Erik 1956. "The Problem of Ego Identity". *J. Amer. Psychoanal. Assoc.*, v. 4.

FAIRBAIRN, William Ronald Dodds 1941. "A Revised Psychopathology of the Psychoses and Psychoneuroses". *Int. J. Psycho-Anal.*, v. 22.

"FIELD, Joanna" (Marion MILNER) 1952. *A Life of One's Own* [1934]. Londres/Harmondsworth: Chatto & Windus/Penguin.

FOUCAULT, Michel 1966. *Les Mots et les choses*. Paris: Gallimard. Publicado em inglês com o título *The Order of Things*. Londres/Nova York: Tavistock Publications/Pantheon, 1970 [ed. bras.: *As palavras e as coisas*, São Paulo: Martins Fontes, 1999].

FREUD, Anna 1965. *Normality and Pathology in Childhood*. Londres: Hogarth Press/Institute of Psycho-Analysis.

FREUD, Sigmund 1900. *The Interpretation of Dreams. The Standard Edition of the Complete Psychological Works of Sigmund Freud*, v.

4 e 5. Londres: Hogarth Press [ed. bras.: *A interpretação dos sonhos. Edição standard brasileira das obras psicológicas completas de Sigmund Freud*, v. IV e V, Rio de Janeiro: Imago, 1972].

___ 1923. *The Ego and the id. The Standard Edition of the Complete Psychological Works of Sigmund Freud*, v. 19. Londres: Hogarth Press [ed. bras.: *O ego e o id e outros trabalhos (1923-1925). Edição standard brasileira das obras psicológicas completas de Sigmund Freud*, v. XIX, Rio de Janeiro: Imago, 1996].

___ 1939. *Moses and Monotheism. Standard Edition of the Complete Psychological Works of Sigmund Freud*, v. 23. Londres: Hogarth Press [ed. bras.: *Moisés e o monoteísmo. Edição standard brasileira das obras psicológicas completas de Sigmund Freud*, v. XXIII, Rio de Janeiro: Imago, 1975].

GILLISPIE, Charles Coulston 1960. *The Edge of Objectivity: An Essay in the History of Scientific Ideas*. Princeton, NJ: Princeton University Press.

GOUGH, Donald 1962. "The Behaviour of Infants in the First Year of Life". *Proc. Roy. Soc. Med.*, v. 55.

GREENACRE, Phyllis 1960. "Considerations Regarding the Parent-Infant Relationship". *Int. J. Psycho-Anal.*, v. 41.

HARTMANN, Heinz 1958. *Ego Psychology and the Problem of Adaptation* [1939]. Nova York/Londres: International Universities Press/Imago.

HOFFER, Willi 1949. "Mouth, Hand and Ego-Integration". *Psychoanal. Study Child*, v. 3/4.

___ 1950. "Development of the Body Ego". *Psychoanal. Study Child*, v. 5.

KHAN, M. Masud R. 1964. "The Function of Intimacy and Acting Out in Perversions", in R. Slovenko (org.). *Sexual Behavior and the Law*. Springfield, IL: Thomas.

___ 1969. "On the Clinical Provision of Frustrations, Recognitions and Failures in the Analytic Situation". *Int. J. Psycho-Anal.*, v. 50.

KLEIN, Melanie 1949. *The Psycho-Analysis of Children* [1932], ed. rev. Londres: Hogarth Press/Institute of Psycho-Analysis.

____ 1948. "A Contribution to the Psychogenesis of Manic-Depressive States" [1934], in *Contributions to Psycho-Analysis 1921--1945*. Londres: Hogarth Press/Institute of Psycho-Analysis.

____ 1948. "Mourning and its Relation to Manic-Depressive States" [1940], in *Contributions to Psycho-Analysis 1921-1945*. Londres: Hogarth Press/Institute of Psycho-Analysis.

____ 1957. *Envy and Gratitude*. Londres: Tavistock Publications [ed. bras.: *Inveja e gratidão*, Rio de Janeiro: Imago, 1974].

KNIGHTS, Lionel Charles 1946. *Explorations*. Londres: Chatto & Windus.

KRIS, Ernst 1951. "Some Comments and Observations on Early Autoerotic Activities". *Psychoanal. Study Child*, v. 6.

LACAN, Jacques 1966. "Le stade du miroir comme formateur de la fonction du je, telle qu'elle nous est révélée dans l'expérience psychanalytique" [1949], in *Écrits*. Paris: Seuil.

LOMAS, Peter (org.) 1967. *The Predicament of the Family*. Londres: Hogarth Press/Institute of Psycho-Analysis.

LOWENFELD, Margaret 1969. *Play in Childhood* [1935]. Bath: Cedric Chivers.

MAHLER, Margaret S. 1969. *On Human Symbiosis and the* Vicissitudes *of Individuation*. v. 1: *Infantile Psychosis*. Londres: Hogarth Press/Institute of Psycho-Analysis.

MIDDLEMORE, Merrell P. 1941. *The Nursing Couple*. Londres: Hamish Hamilton Medical Books.

MILLER, Arthur 1963. *Jane's Blanket*. Nova York/Londres: Crowell--Collier/Macmillan [ed. bras.: *O cobertor de Jane*, São Paulo: Companhia das Letras, 2011].

MILNE, Alan Alexander 1926. *Winnie the Pooh*. Londres: Methuen [ed. bras.: *Ursinho Pooh*, São Paulo: Martins Fontes, 2018].

MILNER, Marion 1952. *A Life of One's Own* [1934]. Ver "FIELD, Joanna".
___ 1952. "Aspects of Symbolism in Comprehension of the Not-Self". *Int. J. Psycho-Anal.*, v. 33.
___ 1957. *On Not Being Able to Paint*, ed. rev. Londres: Heinemann.
___ 1969. *The Hands of the Living God*. Londres: Hogarth Press/ Institute of Psycho-Analysis.
OPIE, Iona & Peter OPIE (orgs.) 1951. *The Oxford Dictionary of Nursery Rhymes*. Oxford: Clarendon Press.
PLAUT, Fred 1966. "Reflections about Not Being Able to Imagine". *J. Anal. Psychol.*, v. 11.
RIVIERE, Joan 1936. "On the Genesis of Psychical Conflict in Earliest Infancy". *Int. J. Psycho-Anal.*, v. 17.
SCHULZ, Charles M. 1959. *Peanuts Revisited: Favorites, Old and New*. Nova York: Holt, Rinehart & Winston.
SHAKESPEARE, William [1603] *Hamlet, príncipe da Dinamarca*, trad. Bruna Beber. São Paulo: Ubu Editora, 2019.
SOLOMON, Joseph C. 1962. "Fixed Idea as an Internalized Transitional Object". *Amer. J. Psychotherapy*, v. 16.
SPITZ, René 1962. "Autoerotism Re-examined: The Role of Early Sexual Behaviour Patterns in Personality Formation". *Psychoanal. Study Child*, v. 17.
STEVENSON, Olive 1954. "The First Treasured Possession: A Study of the Part Played by Specially Loved Objects and Toys in the Lives of Certain Children". *Psychoanal. Study Child*, v. 9.
TRILLING, Lionel 1967. "Freud: Within and Beyond Culture", in *Beyond Culture* [1955]. Harmondsworth: Penguin (Peregrine Series).
WINNICOTT, Donald Woods 1931. *Clinical Notes on Disorders of Childhood*. Londres: Heinemann.
___ [1935]. "The Manic Defence", in *Collected Papers: Through Paediatrics to Psycho-Analysis*. Londres: Tavistock Publications, 1958.

___ [1941]. "The Observation of Infants in a Set Situation", in *Collected Papers: Through Paediatrics to Psycho-Analysis*. Londres: Tavistock Publications, 1958.

___ [1945]. "Primitive Emotional Development", in *Collected Papers: Through Paediatrics to Psycho-Analysis*. Londres: Tavistock Publications, 1958.

___ [1948]. "Paediatrics and Psychiatry", in *Collected Papers: Through Paediatrics to Psycho-Analysis*. Londres: Tavistock Publications, 1958.

___ [1949]. "Mind and its Relation to the Psyche-Soma", in *Collected Papers: Through Paediatrics to Psycho-Analysis*. Londres: Tavistock Publications, 1958.

___ [1951]. "Transitional Objects and Transitional Phenomena", in *Collected Papers: Through Paediatrics to Psycho-Analysis*. Londres: Tavistock Publications, 1958.

___ [1952]. "Psychoses and Child Care", in *Collected Papers: Through Paediatrics to Psycho-Analysis*. Londres: Tavistock Publications, 1958.

___ [1954]. "Metapsychological and Clinical Aspects of Regression Within the Psycho-Analytical Set-up", in *Collected Papers: Through Paediatrics to Psycho-Analysis*. Londres: Tavistock Publications, 1958.

___ [1956]. "Primary Maternal Preoccupation", in *Collected Papers: Through Paediatrics to Psycho-Analysis*. Londres: Tavistock Publications, 1958.

___ 1958a. *Collected Papers: Through Paediatrics to Psycho-Analysis*. Londres: Tavistock Publications, 1958a [ed. bras.: *Da pediatria à psicanálise*, São Paulo: Ubu Editora, no prelo].

___ [1958b]. "The Capacity to Be Alone", in *The Maturational Processes and the Facilitating Environment*. Londres: Hogarth Press/Institute of Psycho-Analysis, 1965.

____ [1959-64]. "Classification: Is There a Psychoanalytic Contribution to Psychiatric Classification?", in *The Maturational Processes and the Facilitating Environment*. Londres: Hogarth Press/Institute of Psycho-Analysis, 1965.

____ [1960a]. "Ego Distortion in Terms of True and False Self", in *The Maturational Processes and the Facilitating Environment*. Londres: Hogarth Press/Institute of Psycho-Analysis, 1965.

____ [1960b]. "The Theory of the Parent-Infant Relationship", in *The Maturational Processes and the Facilitating Environment*. Londres: Hogarth Press/Institute of Psycho-Analysis, 1965.

____ [1962]. "Ego Integration in Child Development", in *The Maturational Processes and the Facilitating Environment*. Londres: Hogarth Press/Institute of Psycho-Analysis, 1965.

____ [1963a]. "Communicating and Not Communicating Leading to a Study of Certain Opposites", in *The Maturational Processes and the Facilitating Environment*. Londres: Hogarth Press/ Institute of Psycho-Analysis, 1965.

____ [1963b]. "Morals and Education", in *The Maturational Processes and the Facilitating Environment*. Londres: Hogarth Press/ Institute of Psycho-Analysis, 1965.

____ 1965. *The Maturational Processes and the Facilitating Environment*. Londres: Hogarth Press/Institute of Psycho-Analysis.

____ 1966. "Comment on Obsessional Neurosis and 'Frankie'". *Int. J. Psycho-Anal.*, v. 47.

____ 1967a. "The Location of Cultural Experience". *Int. J. Psycho-Anal.*, v. 48.

____ 1967b. "Mirror-role of Mother and Family in Child Development". In P. Lomas (org.). *The Predicament of the Family: A Psycho-Analytical Symposium*. Londres: Hogarth Press/Institute of Psycho-Analysis.

___ 1968a. "Playing: Its Theoretical Status in the Clinical Situation". *Int. J. Psycho-Anal.*, v. 49.

___ 1968b. "La Schizophrénie infantile en termes d'échec d'adaptation". *Recherches*, Paris, n. especial: *"Enfance aliénée"*, II, dez.

___ 1971. *Therapeutic Consultations in Child Psychiatry*. Londres: Hogarth Press/Institute of Psycho-Analysis.

WULFF, Moshe 1946. "Fetishism and Object Choice in Early Childhood". *Psychoanal. Quart.*, v. 15.

ÍNDICE REMISSIVO

Adolescência 191-206, 219-38
agressividade: *adolescência* 227, 229-30, 235; *criatividade* 116-18; *destruição do objeto* 150-52
alucinação 21, 29, 47, 89-90, 109-11
amnésia 46
amorfia 64-68, 94, 101, 107
anal 26, 130
aniquilação 90, 129, 152, 186
ansiedade 18, 22-23, 40, 68, 80, 87, 90, 94-95, 143, 157-59, 206
apego à mãe 22
apercepção 16, 180, 182
arte 16, 34, 112-15
assassinato 55, 60, 98, 228-38
associação livre 94
atuação (*acting out*) 190
autoerotismo 13-19, 28, 34, 70-73
autonomia 147-48, 172-74, 176, 207, 221, 230
AXLINE, Virginia Mae 88

BACON, Francis 182, 186
BALINT, Michael 94, 183-84
beleza 180-83
BETTELHEIM, Bruno 113
bissexualidade 119-40
BLAKE, Yvonne 210
borderline 142-43, 161
BOWLBY, John 225

Catexia 144, 152, 163
chupar o dedo 17, 23-24, 34, 53, 57, 226
clímax 62, 90, 144, 159
confiança 43, 64, 68, 82-84, 89, 94-96, 142, 165-66, 173-76
confortador 22-24, 51
contemplação 167-68, 175
contiguidade 163, 166
continuidade 18, 33, 89, 132, 157-63, 166
controle mágico 26-27, 29, 34, 73, 82-83
cordão 35-43, 76-77
corpo 62-63, 90, 124, 163
criatividade 21, 30, 81, 92-93, 97, 107-20, 161, 186; *eliminação da* 81, 97, 113, 186
culpa 117, 169, 235-36
cultura 9, 34, 72-73, 89, 91, 154, 160-66, 170-76, 208, 220

Delírio 110, 124, 149, 200, 203, 235
dependência 28, 35, 43, 58, 77, 90, 102, 110, 117, 129, 139, 151, 162, 165, 173, 183, 186, 213, 217-18, 220-21, 228, 239
depressão 18, 36, 40, 42-44, 98-99, 103, 181, 184-85, 197, 199, 213
depressiva, posição 32, 207
desilusão 27-32, 55, 121, 202, 237

desmame 22-23, 32, 84
devaneio 52-68
dissociação 52-62, 110, 112, 125-31, 137-39, 197
dívida 15
doença 43, 48, 81, 109, 123, 159, 161, 169, 198, 221-23, 225
DONNE, John 9

Ego 77, 81, 90, 132-33, 139, 157-63, 177, 207
egoísmo 194, 203,
empatia 174, 209, 216
ERIKSON, Erik 83, 134
erógena, zona 13, 90, 131
espaço potencial 74, 83, 89, 91, 162-66, 172-76
espelho, papel de 77, 106, 189, 206; *da mãe* 177-88
esquizofrenia 48, 110-12, 142, 222
esquizoide 44, 110-12, 161, 190, 222
estar sozinho 83
excitação 14, 29, 71, 83, 90, 136, 144, 169
experiência 14, 17, 21, 28, 29, 31, 33-34, 44-48, 74, 81, 83, 88, 90, 94, 96, 107, 114, 132-39, 144, 151, 153, 159-67, 171, 173, 190, 212, 217, 235
mística 167-69

FAIRBAIRN, William Ronald Dodds 164

fantasia 15, 28, 43-68, 71, 116-17, 130, 147, 152, 165, 169, 213, 228-38
felicidade 221, 225
feminino, elemento 125-40, 229
fezes 26, 41, 93, 114
FOUCAULT, Michel 115
FREUD, Anna 73-74
FREUD, Sigmund 27, 92, 111, 116-17, 154-55, 161, 170, 208
frustração 28, 32, 56, 58, 90, 133-34, 159, 169
fusão 35, 70, 117, 172-73, 206, 215

GADDINI, Renata 12
gagueira 75-77
GOUGH, Donald 179
gratificação 160, 169

Hamlet 137-38
HARTMANN, Heinz 118
homossexualidade 41, 115, 121, 129-30
HOPKINS, Gerard Manley 100, 104, 213

Id 133, 161
identidade 64-66, 83, 126, 131-35, 139, 221-22
identificação 27, 41, 50, 66, 81, 118, 132-33, 136, 144, 161, 172, 190, 208-11, 214-17, 220
ilusão 16, 27-34, 110

imaginação 9, 15, 34, 47, 53-54, 60, 67, 98, 163-65, 216-17, 232
imaturidade 93, 111, 133, 220, 231-38
impotência 129
imprinting 131
impulso 55, 76, 94, 107, 114-18, 131, 133, 135, 139, 148, 150-52, 171, 184-218, 231, 236
instinto 13, 20, 31, 71, 83, 90, 116-18, 131, 133-36, 159-60, 169, 171, 189-218; *satisfação do* 133, 159, 169; *gratificação instintiva* 160, 169, 175
inter-relacionamento 189-218
interjogo 83, 90, 161-62, 208
interpretação 44, 62, 66, 68, 88-89, 98, 102-07, 120-24, 142, 149-50, 184, 186, 190, 217
introjeção 136, 155, 190, 206, 208-18

KHAN, M. Masud R. 71, 90, 94
KING, Truby 226
KLEIN, Melanie 26, 71, 116-17, 207-08
KNIGHTS, L. C. 139
KRIS, Ernst 71
LACAN, Jacques 177, 186
linguagem 19, 55, 71, 151, 167, 213, 230
loucura 16, 33, 105, 118, 122-23, 143, 158, 235
LOWENFELD, Margaret 71

Mãe suficientemente boa 27-28, 30-31, 33, 134, 145, 172-76, 207, 220, 224
mãe 27-33, 35-51, 74-87, 89-90, 134-37, 145, 156-58, 162-64, 172-88, 183-85, 207, 224-28
MAHLER, Margaret S. 206
masculino, elemento 119-40, 209, 211, 213-15, 224, 229
masturbação 70-72
MEAD, Margaret 134
medo 38-39, 46, 65, 87, 186, 198, 236
MILLER, Arthur 73
MILNE, Alan Alexander 73
MILNER, Marion 70, 159
mito 160
morte 45-46, 102-03, 117, 150, 210, 228-38
movimento não rápido dos olhos (NREM) 96
movimento rápido dos olhos (REM) 96

Não eu 14-20, 58, 73, 132-33, 156, 162, 172, 175-76, 178, 206-07, 221
não proposital, estado 94
narcisismo 35, 180, 212
natureza humana 15
neurose 222
nostalgia 47

249

Objetividade 33, 44-51, 70, 82, 88, 90, 107, 109-11, 118, 132, 148, 160, 162, 166, 178, 215, 225, 239
objeto 14-15, 17, 146-53, 162; *apresentação do* 178; *busca do* 163-64; *destruição do* 147-53; *externo* 26-27, 34; *interno* 26-27, 34; *relação de* 55, 130-53, 158-59, 167-69, 171, 206-08; *uso de* 141-53, 156-59, 171
onipotência 19, 26, 29-30, 54-55, 58, 82-83, 118, 127-28, 146-50, 153, 162, 178, 217
OPIE, Iona e Peter 230
oral, erotismo 13-15, 17, 136; *satisfação* 14, 126; *tradição* 160

Paranoia 198, 205, 222
pecado original 117
pênis, inveja do 121, 123-24, 126, 128, 136
perversão 41-42
PLAUT, Fred 165
playground 83
poesia 9, 66, 70, 99-100, 104, 139, 179
primeira posse 14-19, 34, 156
projeção 15, 98, 127, 132, 136, 144, 147-50, 153, 155, 171, 190, 206, 208-18

psicanálise 9, 74, 92, 114-15, 142-43, 165, 169, 187, 217; *ataque ao analista* 148-51
psiconeurose 143, 161
psicopatia 221-22
psicose 143, 159-61, 165
psicossomática, desodem 123, 143
psicoterapia 69, 74, 81, 87-89, 92, 97, 187, 189-91, 219, 232

Raiva 46, 64, 90, 117, 133, 148, 152, 204
realidade: *externa* 74, 89, 91, 108-13, 167, 170-71, 208; *interna* 15-16, 74, 89, 91, 167-68, 171, 208; *princípio de* 145-48, 152; *teste de* 16, 26, 30
rebeldia 218, 228-38
recusa 36-43, 48, 95, 124
registro histórico 24-25
regressão 70, 94, 183, 217
relaxamento 94-96, 107, 187
representação 223; *interna* 35, 47; *mental* 155, 157-59
resistência 88, 124, 127
responsabilidade 67, 81, 87, 207, 224, 227, 231-38
reverberação 96
RIVIERE, Joan 33
rosto 11, 17, 177-88
roubo 20, 140

Satisfação 14, 24, 67, 90, 126, 129, 133, 158-59, 164, 169-70, 236
saúde 18, 20, 22-23, 34, 58, 74, 109, 114, 117, 127, 137, 159, 207-08, 221-23
SCHULZ, Charles Monroe 73
segurar [*hold*] 122, 178, 198, 207, 224
seio 17, 20-21, 26-34, 76, 98, 131-32, 134-37, 145, 150-51
self 34, 64, 132, 135-37, 139, 143-45, 160, 171-72, 176-88, 212, 236; *busca do* 91-107
separação 35-43, 45-51, 157-58, 172-76, 178, 206
ser visto 182-83, 187
setting 94-95, 142, 149
sexualidade 123, 129, 235-36
SHAKESPEARE, William 137-38
simbiose 206
simbolismo 11, 20-21, 41, 47-51, 63, 66-67, 75-76, 134, 156-59, 164, 174-75, 208, 227
simpatia 199, 208-16
sociedade 220-24
sofrimento 113, 182
SOLOMON, Joseph C. 12
sonho 44, 52-68, 80-81, 89, 99, 111-12, 175, 195-96, 204, 213
SPITZ, René 71
STEVENSON, Olive 11
subjetividade 43-51, 107, 109-12

subjetivo, objeto 70, 118, 132-34, 148, 153, 162, 178, 206-07
sublimação 71, 134, 154-55, 169-70, 218
suicídio 55, 114, 143, 222, 231, 235
superego 161

Talismã 20, 73
tempo 74-82
tradição 160-61
tranquilizador 23-24
transferência 44, 46, 120, 124, 126, 142, 150, 156, 190, 216-18
transicional, fenômeno 13-51, 72-74, 134, 145, 156-59
transicional, objeto 10-51, 72-74, 77, 81, 91-92, 117, 134, 156, 190-91
trauma 157-58
TRILLING, Lionel 170

Vício em drogas 43
vida: *interior* 15, 46, 57, 91, 137, 167-68; *exterior* 15, 52, 61, 70

WULFF, Moshe 26, 73

SOBRE O AUTOR

Donald Woods Winnicott nasceu em 7 de abril de 1896, em Plymouth, na Inglaterra. Estudou ciências da natureza na Universidade de Cambridge e depois medicina na faculdade do St. Bartholomew's Hospital, em Londres, onde se formou em 1920. Em 1923, foi contratado pelo Paddington Green Children's Hospital – onde trabalhou pelos quarenta anos seguintes –, casou-se com a artista plástica Alice Taylor e começou sua análise pessoal com James Strachey, psicanalista e tradutor da edição Standard das obras de Sigmund Freud para o inglês. Em 1927, começou sua formação analítica no Instituto de Psicanálise de Londres. Publicou seu primeiro livro em 1931, *Clinical Notes on Disorders of Childhood* [Notas clínicas sobre distúrbios da infância]. Em 1934, concluiu sua formação como analista de adultos e, em 1935, como analista de crianças. Pouco depois, iniciou uma nova análise pessoal, desta vez com Joan Riviere. Durante a Segunda Guerra Mundial, Winnicott trabalhou com crianças que haviam sido separadas de suas famílias e evacuadas de grandes cidades. Nos anos seguintes à guerra, foi presidente do departamento médico da British Psychological Society por duas gestões. Após um casamento conturbado, divorciou-se de Alice Taylor em 1951 e casou-se com a assistente social Clare Britton no mesmo ano. Foi membro da Unesco e do grupo de especialistas da OMS, além de professor convidado no Instituto de Educação da Universidade de Londres e na London School of Economics. Publicou dez livros e centenas de artigos. Entre 1939 e 1962, participou de diversos programas sobre maternidade na rádio BBC de Londres. Faleceu em 25 de janeiro de 1971.

OBRAS

Clinical Notes on Disorders of Childhood. London: Heinemann, 1931.
Getting to Know Your Baby. London: Heinemann, 1945.
The Child and the Family: First Relationships. London: Tavistock, 1957.
The Child and the Outside World: Studies in Developing Relationships. London: Tavistock, 1957.
Collected Papers: Through Paediatrics to Psychoanalysis. London: Hogarth, 1958.
The Child, the Family, and the Outside World. London: Pelican, 1964.
The Family and Individual Development. London: Tavistock, 1965.
The Maturational Processes and the Facilitating Environment. London: Hogarth, 1965.
Playing and Reality. London: Tavistock, 1971.
Therapeutic Consultations in Child Psychiatry. London: Hogarth, 1971.
The Piggle: An Account of the Psychoanalytic Treatment of a Little Girl. London: Hogarth, 1977.
Deprivation and Delinquency. London: Tavistock, 1984. [póstuma]
Holding and Interpretation: Fragment of an Analysis. London: Hogarth, 1986. [póstuma]
Home Is Where We Start From: Essays by a Psychoanalyst. London: Pelican, 1986. [póstuma]
Babies and their Mothers. Reading: Addison-Wesley, 1987. [póstuma]
The Spontaneous Gesture: Selected Letters. London: Harvard University Press, 1987. [póstuma]
Human Nature. London: Free Association Books, 1988. [póstuma]
Psycho-Analytic Explorations. London: Harvard University Press, 1989. [póstuma]
Talking to Parents. Reading: Addison-Wesley, 1993. [póstuma]
Thinking About Children. London: Karnac, 1996. [póstuma]
Winnicott on the Child. Cambridge: Perseus, 2002. [póstuma]
The Collected Works of D. W. Winnicott. Oxford: Oxford University Press, 2016. [póstuma]

EM PORTUGUÊS

A criança e seu mundo [1957], trad. Álvaro Cabral. São Paulo: LTC, 1982.

Da pediatria à psicanálise [1958], trad. Davy Bogomoletz. São Paulo: Ubu Editora, 2021.

Família e desenvolvimento individual [1965], trad. Marcelo B. Cipolla. São Paulo: Ubu Editora/WMF Martins Fontes, 2023.

Processos de amadurecimento e ambiente facilitador: estudos sobre a teoria do desenvolvimento emocional [1965], trad. Irineo Constantino Schuch Ortiz. São Paulo: Ubu Editora/WMF Martins Fontes, 2022.

O brincar e a realidade [1971], trad. Breno Longhi. São Paulo: Ubu Editora, 2019.

Consultas terapêuticas em psiquiatria infantil [1971], trad. Joseti M. X. Cunha. São Paulo: Ubu Editora/WMF Martins Fontes, 2023.

The Piggle: o relato do tratamento psicanalítico de uma menina [1977], trad. Else P. Vieira e Rosa L. Martins. Rio de Janeiro: Imago, 1979.

Deprivação e delinquência [1984], trad. Álvaro Cabral. São Paulo: Ubu Editora/WMF Martins Fontes, 2023.

Holding e interpretação [1986], trad. Sónia Maria T. M. de Barros. São Paulo: Martins Fontes, 1991.

Tudo começa em casa [1986], trad. Paulo Cesar Sandler. São Paulo: Ubu Editora/WMF Martins Fontes, 2021.

Bebês e suas mães [1987], trad. Breno Longhi. São Paulo: Ubu Editora, 2020.

O gesto espontâneo [1987], trad. Luis Carlos Borges. São Paulo: Martins Fontes, 1990.

Natureza humana [1988], trad. Davi Bogomoletz. São Paulo: Ubu Editora/WMF Martins Fontes, 2024.

Explorações psicanalíticas [1989], trad. José Octavio A. Abreu. C. Winnicott, R. Shepperd e M. Davis (orgs). Porto Alegre: Artmed, 1994.

Falando com pais e mães [1993], trad. Álvaro Cabral. São Paulo: Ubu Editora/WMF Martins Fontes, 2023.

Pensando sobre crianças [1996], trad. Maria Adriana V. Veronese. Porto Alegre: Artmed, 1997.

WINNICOTT NA UBU
CONSELHO TÉCNICO Ana Lila Lejarraga, Christian Dunker, Gilberto Safra, Leopoldo Fulgencio, Tales Ab'Saber

O brincar e a realidade
Bebês e suas mães
Tudo começa em casa
Da pediatria à psicanálise
Processos de amadurecimento e ambiente facilitador
Família e desenvolvimento individual
Consultas terapêuticas em psiquiatria infantil
Deprivação e delinquência
Falando com pais e mães
Natureza humana

Título original: *Playing and Reality*
© Ubu Editora, 2019
© D. W. Winnicott, 1971

COORDENAÇÃO EDITORIAL Florencia Ferrari
REVISÃO TÉCNICA Leopoldo Fulgencio
PREPARAÇÃO Cacilda Guerra
REVISÃO Rita de Cássia Sam, Cláudia Cantarin
DESIGN Elaine Ramos, Livia Takemura [assistente]
FOTO DA CAPA E PP. 2–3 Nino Andrés
MODELO DE MÃOS Jorge Wisnik
PRODUÇÃO GRÁFICA Marina Ambrasas

3ª edição, 2022.
3ª reimpressão, 2025.

Dados Internacionais de Catalogação na Publicação (CIP)
Elaborado por Odilio Hilario Moreira Junior – CRB-8/9949

W776p Winnicott, Donald W. [1896-1971]
 O brincar e a realidade/Donald W. Winnicott; título
  original: *Playing and Reality*; traduzido por Breno Longhi,
  revisão técnica de Leopoldo Fulgencio / Conselho técnico:
  Ana Lila Lejarraga, Christian Dunker,
  Gilberto Safra, Leopoldo Fulgencio, Tales Ab'Saber.
  São Paulo: Ubu Editora, 2019. 256 pp.
  ISBN 978 85 7126 036 8

1. Psicanálise. 2. Brincar. 3. Crianças. 4. Desenvolvimento
da criança. I. Longhi, Breno. II. Título.

2019-1458	CDD 155.4
	CDU 159.922.7

Índice para catálogo sistemático:
1. Psicologia infantil 155.4
2. Psicologia infantil 159.922.7

UBU EDITORA
Largo do Arouche 161 sobreloja 2
01219 011 São Paulo SP
ubueditora.com.br
professor@ubueditora.com.br
 /ubueditora

FONTES Domaine e Undergroud
PAPEL Pólen bold 70g/m²
IMPRESSÃO Margraf